湛庐 CHEERS

与最聪明的人共同进化

HERE COMES EVERYBODY

U0221539

CHEERS
湛庐

14/10
轻断食法

THE 10-HOUR DIET

[英] 珍妮特·海德　著
Jeannette Hyde

李超群　译

浙江科学技术出版社·杭州

测一测

如何断食能更有效地保持健康体重？

扫码加入书架
领取阅读激励

扫码获取
全部测试题及答案，
一起掌握14/10
轻断食秘诀

- 通常在断食第几小时后，人体会开始动用脂肪储备来供能，从而减少体内的脂肪？（单选题）

  A. 第8小时

  B. 第10小时

  C. 第12小时

  D. 第14小时

- 在断食期间，人们仍可以享用以下哪种食物？（单选题）

  A. 牛奶

  B. 口香糖

  C. 拿铁咖啡

  D. 绿茶

- 在实行14/10轻断食法的第1个星期，用什么方式可以帮助减轻晚间断食后的饥饿感？（单选题）

  A. 饿的时候吃水果

  B. 把晚餐时间移到临睡前

  C. 喝1杯无糖有机豆奶

  D. 晚餐吃大约20克蛋白质

扫描左侧二维码查看本书更多测试题

———

献给马库斯（Markus）、
马克斯（Max）和汉娜（Hanna）

用正确的饮食方式重获健康

我们每个人都希望保持身体健康,但由于生活环境等因素的改变,人们的健康状况同步受到影响。

在新型冠状病毒感染疫情(简称新冠疫情)期间,世界各地采取了限制措施来控制疫情的蔓延,当时写一本关于如何控制饮食的书似乎没有意义。对某些人来说,疫情打乱了他们的生活,让他们外出受限,此时管理体重变得非常困难。在 2020 年第一波疫情中,多达 1/3 的人出现体重增加的情况。但是,如果我们从一个新的角度来看待这种生活——新冠疫情期间的生活变化让我们渐渐少出门、少社交、多居家办公,那么这可能是近几十年来的一个难得的机会,让我们能控制吃饭的时间,以过上更健康的生活。

研究证明，吃饭的时间会影响人们的体重、血糖水平、心脏健康状况和免疫功能。也许，新冠疫情的出现让我们发现了一个轻松调整生活方式的好时机。我们不必那么早去上班，不必那么晚去参加酒会；我们可以把早餐时间推后，把晚餐时间提前，并在午餐时间就开始准备晚餐，减轻做晚餐的负担；在新冠疫情期间的周末，酒吧、餐馆的关门时间也变早了，这让早餐或午餐有机会成为一天的主餐，代替原先放在晚上的大餐。

当时专家预测，疫情后，人们的工作环境会有所不同。我们每个星期可能不会再有 5 天要去办公室，也不会那么早起床，来回奔波，很晚才回家。这也许给了我们一个可以早点儿吃饭的机会，从而改善身体健康。

近年来，我一直在关注限时进食（time-restricted eating，TRE）的最新研究，并在工作坊和私人营养治疗中让几百人尝试各种不同的进食时间。我发现，限时进食的最佳方式是在 10 小时内吃完一天的食物，每晚 6～8 点就停止进食。我还发现，饮食习惯的细节调整对能否获得良好的限时进食效果很关键，这也是我结合最新研究与实践经验写这本书的原因。

限时进食是间歇性断食（intermittent fasting）的一种形式。网上对如何实行限时进食有很多相互矛盾的建议。我在书中解答了许多关于限时进食的问题与困惑，希望能帮助你克服困难，调整进食时间，并让你知道在断食期间什么该吃、什么不该吃，成功地实现限时进食。

在成为营养治疗师前，我是英国一份全国性报纸的高级编辑。我习惯很早起床，坐长途火车上班，在火车上拿羊角面包和咖啡当早饭，上班时吃些零食，天黑才回家，到家再喝半瓶葡萄酒。一天早上醒来，我发现脖子和脊柱不能动了，就像遭遇了车祸一般。在那段时间里，我每天哭着醒来。我的身体和心似乎在对自己说："不能再这样了！"于是，我离开了热爱的工作，在家休养一年，自己做饭，重新享受白天散步以及与孩子亲近的时光。

后来，我在英国威斯敏斯特大学读了四年制营养学专业，成为一位营养治疗师。借助此前在媒体工作时培养的探究精神，我想知道怎样通过调整饮食和生活方式来保持身体健康。我已经亲身经历了错误的饮食和生活方式带来的后果，因此我开始提出问题、进行研究、与人分享，且不局限于当时流行的低热量饮食方案。

我不愿再重新经历一遍因身体疼痛而崩溃的痛苦，但我感激那段经历改变了我的人生道路。2015 年，我写了《改善肠道健康》（*The Gut Makeover*）一书，探讨了关于肠道菌群研究的新发现，站在了肠道健康变革的前沿。现在，我结合写作、研究、临床实践和团队合作，尽可能为更多人服务。无论是领取救济金的穷人还是亿万富翁，我都希望能引导他们保持健康，让我遇到的每一个人都能拥有健康强壮的身体，这是我的热情所在。

在这本书里，我想和你分享限时进食的最新研究进展，让它能在你身上发挥作用。

THE
10-HOUR
DIET
目 录

序　　言　用正确的饮食方式重获健康

THE 10-HOUR DIET

第一部分

为什么要间歇性断食

THE
10-HOUR
DIET

第 1 章

适当的时间窗口
为什么 10 小时是最佳选择

对人类来说，
10 小时进食、14 小时断食
可能是最佳的进食时间安排。
进一步缩短进食时间、
延长禁食时间，
不一定会取得更好的效果。

这不是第一本关于如何通过控制饮食来帮助人们减重、改善身体健康状况的书，14/10 轻断食法也不是医生或营养专家提供的第一种减肥方法。但你仍然选择阅读这本书，背后肯定是有原因的。

在人类漫长的历史中，节食减肥是一个相对较新的概念。人类从未像今天这样如此热衷于减肥，许多减肥法也是闻所未闻的，比如计算各种食物的热量、花重金办健身卡、用人造糖来替代食物中的天然脂肪等。各种减肥法层出不穷，减肥产业在不断扩大。

计算并控制摄入的热量和坚持运动是人们常用的减肥方法，但它们不一定对减肥有效，我们可能也不需要每天计算热量。因为古人没有用过这类方法来减肥，这意味着可能有更简单的方法能让我们达成减肥的目标。我们或许能根据古人的生活方式得到一些启示。

古人的生活方式与我们截然不同：他们只在白天进食。随着生活方式的改变，如今人们的饮食习惯和进食时间都发生了变化。

在这里，我要介绍一种更自然、更温和的新饮食减肥法，它不仅可以帮助你减轻体重，还能改善身体健康状况，预防心血管疾病和 2 型糖尿病，让你保持年轻状态。**这种方法就是 14/10 轻断食法。它属于间歇性断食，以限时进食为基础，即人们每天只在 10 小时内进食，其余 14 小时不进食，这符合人们的生物钟。**

限时进食的效果是有据可查的，并且有越来越多的科学研究也相继支持这一方法，这使我们可以对它做进一步改进。在我的诊所里，我已经指导了几百名患者通过限时进食取得不同程度的效果。基于此，我将分享我的研究成果：一种更简单的新型间歇性断食法，不仅可以让人们长期坚持，还不会带来痛苦。你可以维持现在的饮食习惯，只不过要把每天进食的时间限制在 10 小时内。这样，从晚上到次日早上，你的身体会连续 14 小时处于断食期。在这期间，虽然你大部分时间都会在睡眠中，但你的身体会专注于燃烧脂

肪、修复各个器官，以保持年轻和健康的状态，进而延缓
衰老。

间歇性断食能启动人体修复机制

人体是一台精妙的机器，不会因为某天没有摄入 2 000 千
卡（1 千卡 ≈ 4 184 焦耳）的热量就停摆，它会启动相应的
机制，让各个器官在缺少食物的环境中保持运转，从而让我
们继续生存。关于这一点，我将在第 2 章中详细介绍。

我们的祖先过的狩猎采集生活就会让身体启动这一机
制。他们因自然环境，受到白天（狩猎时间）和晚上（迫使
睡眠）的影响，由此形成白天进食和晚上断食的规律，不断
重复着食物盛宴与饥荒的循环。

下面让我们深入了解限时进食，探讨为什么我们能通过
每天在 10 小时内进食来调理身体。

2012—2015 年，位于美国圣迭戈的索尔克生物研究所
的科学家发表了一系列颠覆性研究成果，彻底改写了间歇性
断食的研究方向。

他们将实验小鼠分成不同的小组，并喂食同等热量的高糖高脂食物，唯一的差异是每组小鼠有不同的进食时间。研究发现，每天只能在 8～9 小时内进食的小鼠不仅体重减轻，胰岛素和胆固醇水平也更正常。那些随心所欲、不限时间进食的小鼠则开始变胖，甚至患上糖尿病。

这些发现令人震惊，更关键的是，上述实验是可重复验证的。由此，科学家们开创了全新的间歇性断食研究方向，即个体可以在白天进食、晚上断食之间切换。

随后，科学家们开始研究 21 世纪美国人日常的进食模式。实际上，有很多人遵循的是 20 世纪开始流行的一日三餐的模式。在这种饮食模式下，我们与变胖、患糖尿病的小鼠有多相似？

全球有几百万名肥胖者和糖尿病患者，以前我们总是把他们患病的原因归咎于吃了不该吃的食物。如今再看，患病的原因或许也与进食时间和频次有关。其实在 20 世纪的大部分时间里，在人们能通过外卖和 24 小时超市持续获得食物之前，人们一般从前一天晚上到第二天早上都是不吃东西的。那么，整晚的断食是帮助我们远离那些过度加工的垃圾食品所产生的危害的关键吗？

问题是，在现代社会，很少有人能做到借助间歇性断食来启动身体的修复机制。许多人从早上醒来直到晚上关闭电脑或手机沉沉睡去的那一刻，一直在不停地进食。

进行了小鼠进食实验的索尔克生物研究所决定一探究竟，详细研究人们普遍的进食习惯。

他们选择了一批表明自己每天在 12 小时内只吃三餐的被试，并让被试记录为期 3 个星期的饮食。被试要用手机拍摄全部进食情况，然后将这些照片发送到由研究人员管理的、带有时间戳和位置信息的服务器上。哪怕是一片薯片、一点儿饼干屑、一块黑巧克力，都要被拍照上传。研究人员还会在一天中的不同时间随机给被试发消息，询问他们过去半个小时有没有进食，被试可以回答是或者不是。这可以帮助排除被试漏报的可能性。

你或许猜到了，实际情况并非这些被试所表明的那样。

研究人员发现，被试平均一天会进食 4.2 ～ 15.52 次，在一天的将近 15 小时里都会进食，这与被试自认为的在 12 小时内只吃三餐差别很大。在该实验中，摄入任何含有热量的食物都会被算作进食。超过一半的被试每小时都会进食，他们的消化系统在不停地运转，并释放消化所需的激素、消化酶和能量，以消化固态或液态（比如酒精）的食物。只有在睡眠时，他们的身体才能停止进食和消化，得到短暂的休息。而他们的身体一直没机会进行彻底的、长时间的修复性断食。

在上述实验外，研究人员还进行了另外一项实验。他们让一些体型肥胖和患有糖尿病的被试将每天的进食时间限制在 10 小时内，结果显示，在 16 个星期内，被试的体重平均减轻了 3.2 千克。在这个过程中，研究人员完全没有控制被试摄入的热量，也没有改变被试的美式饮食习惯。这表明，限制每天在 10 小时内进食对减重或许是有效且可行的，是值得被进一步研究、推广的。而常见的在 8 小时或 9 小时内进食，往往会让人们难以长期坚持。此外，后续研究也进一步表明，限时进食有助于改善胰腺（负责控制血糖）的功能，并降低血压。动物实验的结果在人类的身上成功再现。

基于这一点，要想让我们的世界变得更加美好，我们就应投入大量资金在人体研究上，并进行无数大规模实验。如果控制进食时间能解决像肥胖、2 型糖尿病和心肌梗死这样的困扰世界的难题，我们就应该收集大量研究数据，把这一成果分享给所有人。

据英国国家医疗服务体系 2020 年公布的数据，英国有 63% 的成年人超重或肥胖，这一数字在 1993—2000 年间出现了急速增长。最新的数据显示，美国也有 71% 的成年人超重或肥胖。我们迫切需要成本低廉又简单易行的方法来解决这个问题，不是吗？

然而问题在于，限时进食并不像某种能带来巨大财富的神奇药物，无法给减肥产业相关方带来丰厚的利益回报，相关研究也无法开发出能产生几十亿美元价值的新药。告诉人们控制进食时间可以改善许多严重的健康问题，不仅不会让制药公司赚得盆满钵满，反而可能会减少他们的收入，因为如果我们都能每天将进食时间控制在 10 小时内，那么减肥设备、降糖药和降压药的销量都可能会下降。

终于，越来越多非专业的普通人逐渐知道了以前的一系列科学研究的结论，以及每天在 10 小时内进食、14 小时断食能够改善人们健康状况的信息。

断食时间并非越长越好

以下是最新的研究成果综述，这些研究可以告诉我们

14/10 轻断食法为什么是有效的。

2020 年，迈克尔·J. 威尔金森（Michael J. Wilkinson）等人在《细胞代谢》（*Cell Metabolism*）期刊上发表了一篇文章，对外报道了一项临床研究结果。在该项实验中，研究人员选择了 19 名患有代谢综合征的患者作为被试，让他们每天都实行 14/10 轻断食法。

代谢综合征也叫 X 综合征，指的是肥胖、2 型糖尿病、心脏病等一系列健康问题集于一身的疾病。你可以结合本章末尾的"轻断食知识卡"进行自查，看你是否患有代谢综合征或出现其早期表现。此前，新冠疫情期间的媒体报道也经常提到代谢综合征，是因为该疾病会增大患者感染新型冠状病毒的风险。

在这 19 名被试中，有 16 名都是"药罐子"，医学上称之为"多重用药患者"，因为这些患者患有多种疾病，需要同时服用几种药。这 19 名被试曾经尝试通过控制摄入的热量和运动来减肥，但结果都不尽如人意。

研究人员要求被试在 3 个月内将每天的进食时间控制在 10 小时内，其余时间只能喝水或者服药。与之前的研究不同的是，此次被试可以选择进食时间是早计时或晚计时。研究人员认为，这能增强被试的依从性，因为被试可以选择更能满足自己生理需求（比如有些人饿得早）和其他需求的方案。其中，早计时是上午 8 点开始、晚上 6 点结束，晚计时是上午 10 点开始、晚上 8 点结束。

在参加这项实验前，这些被试每天的进食时间会长达 14 小时，而不是 10 小时。此次，研究人员没有给被试该吃什么或不该吃什么的建议，被试吃的食物和以前一样。研究人员唯一的要求就是，被试每天只能在选定的 10 小时内进食。所有被试都很好地遵守了这条规定，平均每 2 个星期只会有一天的进食时间多了 1 小时。

此次研究得到了以下结果，当然前提是被试每 2 个星期会有一天可以"放松"一下。

- **体重：** 被试的体重平均减轻了 3 千克，体型也有所改善。他们的腰围平均减少了 4%，腹部周围的器官则减少了 3% 的脂肪。这种脂肪也叫"内脏脂肪"，对身体危害很大，会增大人们患心脏病和 2 型糖尿病的风险，所以能够减少内脏脂肪的方法备受人们推崇（内脏脂肪是通过生物电阻抗的方法，向身体发送电流来测量的）。研究人员指出，在这项研究中，被试在 1 个星期里减了0.25 千克体重，这相当于其他一些需要控制饮食的减肥法实施 3 个月的效果，但是这些需要控制饮食的减肥法没有改善心脏健康状况的效果。另外，我还有一个发现：被试甚至都不用放弃他们喜爱的食物。

- **心脏：**被试的血压明显下降，其中收缩压平均下降4%，舒张压平均下降 8%，胆固醇水平也有所改善。
- **糖尿病：**被试的空腹血糖和胰岛素水平都有所改善，血液检查单上常见的反映血糖控制情况的糖化血红蛋白的数值也有所下降。在章末，你可以找到更多与糖尿病有关的内容。

有意思的是，被试一开始的指标越不正常，改善的情况就越明显。这可能是因为进食时间的调整改变了被试的生物钟，也就是身体的昼夜节律，从而让药物的效果发挥得更好。此外，尽管睡眠质量并不是起初的观察指标之一，但许多被试都说自己的睡眠质量更好了，不仅睡得更久，也睡得更熟。

那我们怎么才能知道这些结果并不是巧合呢？

2020 年，《肥胖》（*Obesity*）杂志上介绍了一项小型随机对照实验，20 名超重的被试被分为两组，一组继续每天在 15 小时甚至更长的时间内进食，而另一组只在 8 小时内进食并持续 3 个月。有趣的是，限时进食组的大部分被试都把每天的进食时间控制在了 10 小时内。这期间，研究人员用一个手机应用程序来检查被试的依从情况。

研究人员告诉限时进食组的被试，可以在早上 9 点到下午 5 点或者中午 12 点到晚上 8 点之间进食。不过就像前面提到的一样，研究期间，这组被试其实实行的是在 10 小时内进食，他们的进食时间最晚不超过晚上 8 点。而另外一组被试可以像平常一样，想吃就吃。此外，两组被试都没有得到关于饮食结构的建议，他们都要用手机拍下摄入的食物，同时要回复研究人员随机发送的短信，以表明自己在过去的半小时里有没有吃东西。

实验结束的时候，限时进食组被试的体重都有所减轻，平均减少了 3.6 千克，内脏脂肪则减少了 11%，同时反映心脏健康状况的指标也都有所改善，其中甘油三酯的测量值平均下降了 23%。此外，该组被试的血糖也控制得更好，空腹血糖值下降了 7.7%，这意味着他们患 2 型糖尿病的风险更低。

每天在 15 小时或者更长时间内进食的非限时进食组被试的体重则平均减了 1.5 千克，但是他们的内脏脂肪并没有减少，空腹血糖也没有明显变化，甘油三酯的测量值也和以前一样。

那么，当我们在更大规模的人群中观察进食时间会给人们带来哪些影响时，又会得出怎样的结论呢？

河庆浩（Kyungho Ha）和宋允浩（YoonJu Song）2019 年在《营养素》（*Nutrients*）上发表的一篇研究报告，分析了14 279 名韩国人的饮食日记。研究人员试图找出进食次数与肥胖、心脏病或 2 型糖尿病患病率之间的关联。结果发现：

- **"早鸟型"患病率较低。**习惯早点儿进食的韩国人，超重、糖尿病和心脏病的患病率更低。

- **"夜猫子型"患病率较高。**晚上 9 点后还进食的韩国人，患有肥胖、糖尿病，以及心脏指标异常的比例比不吃夜宵的人更高。

- **断食与睡眠时长会影响患病风险。**最出人意料的是，晚上断食时间很长（如超过 12 小时），但睡眠不足（如每晚不到 6 小时）的韩国人，患肥胖、糖尿病和心脏病的风险很高。

此时，研究变得真正有趣起来，并与我在临床看到的一些案例相吻合。

在这些案例中，温和的断食比长时间严苛的断食效果更好。有些人会强迫自己每天只在很短的时间内，比如 8 小时甚至 6 小时内进食，也就是说一天要断食 16 小时甚至 18 小时。有些人则实行 8 : 16 进食法，即每天 8 小时进食、16 小时断食，长达数月，他们认为断食时间越长效果越好。但研究表明，**断食时间更长、更严格不一定效果更好**。如果在断食的同时没有保证睡眠，人还可能会长胖，健康状况也会恶化。

另外一篇由索菲娅·西恩富戈斯（Sofia Cienfuegos）于 2020 年发表在《细胞代谢》上的文章也指出，更长时间的断食并不会产生更好的效果。

研究人员把被试分成两组，在 8 个星期的时间里，一组被试每天只能在 4 小时内（下午 3 点到晚上 7 点）进食，这难度相当大；另一组可以在 6 小时内（下午 1 点到晚上 7 点）进食。断食期间，被试可以喝水和零卡的咖啡或茶。结果显示，两组被试在减重和糖尿病相关指标的改善程度方面，结果非常接近。虽然这项研究不是专门针对 14/10 轻断食法的，但我们从中可以发现，尽管人们可能会觉得断食时间越长效果越好，事实却并非如此。

正因如此，研究人员以及像我一样的医生们发现，实行限时进食有一个最佳时段。

人体始终要保持平衡——我们称之为"稳态"。就像中央空调上的恒温器能让房屋温度适宜一样，我们的身体也在不断尝试调回健康的默认状态。我在诊所工作时发现，合适且温和的断食时长存在一个微妙的平衡点，既能给体重、心脏健康和血糖水平带来益处，又不会过度损耗身体以至于让人们觉得不适。

如果断食法使用得当，可以帮助人们改善许多健康问题——**断食 12 小时，身体就会启动"代谢开关"，帮助我们维持生命并修复身体。**研究认为，断食 12 小时后的几小时对身体最有好处，因此 14/10 轻断食法是可以让你享受益处又没有痛苦的实用方法。

几年来，我一直在优化白天进食、晚上断食的进食方法。在伦敦的工作坊里，在伊维萨岛和梅诺卡岛的静休活动中，在哈利街和梅费尔的一对一诊所里，在 VIP 家访以及全球线上问诊平台 Zoom 上，我让几百人尝试了各种不同的进食时间组合。这些人有的是由私人医生、胃肠病专家、精神科医生和风湿病专家等专业人士推荐来的，有的则是读了我写的《改善肠道健康》这本书后主动找到我的。在为写《改善肠道健康》这本书做准备的过程中，我读到了关于小鼠实验的报道，萌生了实行限时进食的想法。实验中，小鼠在断食 12 ～ 16 小时后，与身体其他系统的健康密切相关的肠道菌群开始变得更有生机且更健康。我开始让对此抱有开放态度的人尝试实行每天 12 小时断食，看看这会不会改善他们的消化问题。大多数情况下，这些尝试都起效了。之后我指导人们使用全新的 14/10 轻断食法来改善各种各样的健康问题，而他们都减肥成功或是在无意中就瘦了下来。

虽然限时进食最早是在小鼠身上做的实验，后续才被证实对人也有效，并能减轻体重，改善心脏健康状况和血糖水平，但我的经验表明，每天限制在 10 小时内进食还可以帮助人们调理许多身体系统问题。我会在第 2 章中进一步解释有关的机制。

14/10 轻断食法除了能减轻体重、改善心脏健康状况和预防糖尿病外，对其他疾病是否有帮助，相关的研究仍然很少。但我可以分享一下我所看到的 14/10 轻断食法可以改善的一些疾病，这种改善可能是通过细胞的自噬实现的，在这个过程中，身体在长时间不进食的情况下会进入修复模式。这些得到改善的疾病有很多都是很常见的。

- **肠易激综合征：**如便秘、稀便或两者都有。

- **胃酸反流。**

- **小肠细菌过度生长。**

- **炎症性肠病：**如克罗恩病和溃疡性结肠炎。

- **憩室炎。**

- **皮肤问题：**如疱疹病毒感染、痤疮、湿疹、银屑病等。

- **睡眠问题。**

我在指导人们实行 14/10 轻断食法的过程中，所做的主要是鼓励人们稍微改变进食习惯，同时我会想办法调整或是设定符合个体需求的进食时间来达到理想的效果。在本书中，我会分享来自世界各地和各行各业的人在使用简单有效的 14/10 轻断食法后，成功改善健康状况的经历。我亲眼见证它对领救济金的穷人和亿万富翁发挥了同样的作用。所以你不需要很有钱，在书中你就可以获取我的经验和知识，只要做法得当，这些微小而安全的改变就可能为你带来巨大的健康收益。

在限时进食研究的早期，就有许多人主动积极地接受了这种有时间限制的饮食观念，并且开始实践。限时进食很安全，也不需要高额的投入，你可以放心大胆地尝试，不必担心有任何损失。不过，通过 14/10 轻断食法帮助现实生活中上百人改善健康状况的临床经历让我明白，要想真正取得效果，实践过程中的细节是最关键的。当下网络上充斥着大量关于限时进食的矛盾信息，这也是我写本书的原因之一。在书中，我会把最新的研究成果、成功使用 14/10 轻断食法并将其应用到现实生活中的经验都分享给你，让你找到适合自己并且能达成健康目标的方法。

这本书就是为了帮你找到实行 14/10 轻断食法的最佳时间安排而写的。

THE 10-HOUR DIET
轻断食知识卡

14/10 轻断食法的实施要点

- 对人类来说，每天 10 小时进食、14 小时断食可能是最佳的进食时间安排。进一步缩短进食时间或延长断食时间，不一定会取得更好的效果。

- 科学研究普遍认为，晚上 8 点（对有些人来说可以更早一点儿）是合理的停止进食的时间（睡前 2～3 小时停止进食），这时身体已经做好准备，可以更好地消化食物。

- 超重越多，健康指标越不正常，14/10 轻断食法改善身体健康状况的效果就越显著。

- 对有些人来说，每天早点儿享用最丰盛的一餐效果更好，而对其他人来说则是晚点儿吃比较好。选择最适合你的方案能够让你更好地坚持下去。

- 在实行的过程中，你可能每 2 个星期会有一天没能严格遵守要求，但你仍然会看到效果。

- 你可以保持原有饮食习惯，只要调整进食时间并且坚持 3 个月就会看到成效。

- 记下或是拍下你吃的食物、记录进食的时间，这都有助于你实行 14/10 轻断食法。

- 保证睡眠时间是取得良好效果的关键，相应地，每天保持在 10 小时内进食也可能会改善睡眠质量。

让身体契合自然节律

很多人在减肥时都会严格控制每日摄入的热量，避免因热量摄入过多而体重增加。但我在前文中提到过，不计算热量也能达到减肥效果，这是什么原因？ 14/10 轻断食法的原理又是什么呢？为什么在 10 小时内进食就可以减轻体重呢？以下是一些关键原理：

1. **限时进食有助于摄入更少的热量。**

   在小鼠实验中，小鼠每天摄入的热量没有变，只是获得食物的时间发生了改变，那些只能在限定时间内进食的小鼠出现了体重下降的现象。在人体实验中，尽管研究人员鼓励被试保持平常的饮食习惯，但有些被试摄入的总热量还是自然地减少了，大约减少了 20%。这是因为假如晚上 8 点后就停止进食，人们就不会坐在沙发上喝很多酒或是吃很多零食了。

2. **限时进食能减少饥饿感。**

   我们的食欲与激素水平有关。当传递饱腹感的激素，比如肠道激素酪酪肽 (peptide YY)、胰高血糖素样肽 -1 (glucagon-like peptide-1,

GLP-1）和抑胃肽（gastric inhibitory polypeptide,
GIP）水平升高，而传递饥饿感的胃促生长素
（ghrelin）水平下降时，我们会产生饱腹感，
食欲也由此被抑制。如果我们不停地进食，比
如一天 15 小时而不是 10 小时都在进食，这些
激素的分泌就会变得紊乱，让人总是感到饿，
很少有饱腹感。断食 14 小时可以让传递饥饿
感的激素恢复正常，让我们不会总觉得饿，而
且可以在吃饱的时候明确地察觉到饱腹感。

3. **吃得更早的食物更容易被消耗掉。**

   白天四处活动自然会先消耗摄入较早的食物，
   而临睡前吃的食物则难以被消耗。

4. **限时进食可以促进脂肪燃烧。**

   断食约 12 小时后，身体就会耗尽肝脏中储存
   的糖原，因此早上身体会开始燃烧脂肪来获取
   能量，直到人们重新进食为止。整夜断食如 12
   小时或者更久还会提升身体的"代谢灵活度"，
   促进特殊的酶和激素的分泌，从而让脂肪燃烧
   得更加充分。

5. **限时进食会减少胰岛素的分泌，而胰岛素会促
   使脂肪堆积。**

当你断食 12 小时以上时，你体内的胰岛素水平
就会下降，脂肪堆积会减少。

实际上，在限时进食的实验中，被试在整夜断食期间也
并非完全不吃不喝，他们通常会摄入以下东西。

- **大量的水。**
- **咖啡:** 有些实验中，被试会喝黑咖啡，或者无奶、
  无糖的茶。
- **药:** 被试需要服用的处方药。

14/10 轻断食法之所以有效，除了以上的原因外，还与
它能够让身体的昼夜节律保持健康有序有关。

昼夜节律指的是人体的新陈代谢会天然地和地球的昼夜
更替保持一致。当光线射入瞳孔后，我们的身体会被唤醒，
从而执行特定的功能并释放激素（化学信号）和酶来消化、
吸收食物，以维持各项机能在白天的运转。晚上，身体则会
释放激素来促进我们进入睡眠状态，让细胞有机会被修复。

因此，天黑后进食会增加消化系统的负担，有些激素也

无法发挥出最好的效果。这也可以解释为什么许多人吃夜宵后会肠胃不舒服。因为有些激素原本就要在一天的早些时候才能发挥最佳效果，所以早点儿进食意味着你可以更好地消化食物，超重和患糖尿病的风险也会更小，而吃夜宵会增大这两种健康问题的发生风险。

当人们在白天 10 小时内规律进食，这能向身体传达明确的信号，让身体像它原本应有的状态那样，以健康有序的方式按照昼夜节律执行各项功能。不规律地随意进食则会起到恰恰相反的作用——会扰乱胰岛素和胃促生长素等激素的分泌与正常功能，让人总是感到饿，导致体重增加，患糖尿病的风险增大。

正因如此，把最丰盛的一餐放在一天的早些时候享用比放在深夜享用更好。14/10 轻断食法能通过改善身体的昼夜节律，使体内所有器官达到最佳状态，以更好地工作。

大脑以及其他器官的生物钟也会受昼夜更替和进食时间的影响，由此控制了一些有趣的功能：

- **身体在白天会产生适量的胰岛素。** 胰岛素是胰腺分泌的一种激素。当食物被消化并转化成糖后，胰岛素会将其运送到身体各个部位以供能，或是在不需要的时候把它转化成脂肪囤积下来。

- **运动员的表现在傍晚时是最好的。**假如你是职业运动员或者要参加竞技类项目，你应该要了解这一点。

- **血压会随睡眠改变。**睡觉时人的血压会达到最低值，醒来后血压会上升，在白天时血压会达到最高值。

让罢工的胰岛素重新工作

日常生活中，很多人都被高血糖、胰岛素功能紊乱和 2 型糖尿病所困扰。限时进食能帮助人们改善相关问题，让身体更加健康。在了解背后的原因前，我们先来了解一下健康的人是怎样代谢糖的。

健康的人在进食后，食物会进入消化系统，并在胃酸和酶的作用下被分解成小微粒，之后通过类似筛子的肠壁进入血液中。此时，长得像树叶的胰腺会分泌名为胰岛素的激素，它可以帮助我们从糖中获取能量，在身体需要的时候供能，或者在身体不需要时把糖转化为脂肪储存下来。

如果我们在 10 小时内吃两餐或是三餐，餐后血糖和胰岛素水平会先升高，随后下降。停止进食或睡眠则能让血糖和胰岛素水平有机会降下来，这也意味着胰腺可以休息并且自我修复，细胞也从充斥大量胰岛素的状态中得到了休息。

那么，当身体状况异常时，糖的代谢又是怎样的呢？

如果我们从早到晚隔一会儿就吃点儿东西，最多一天吃 15 餐（在现代社会这很常见），血糖和胰岛素水平就会一直抬升，胰腺也无法休息，必须不断地生成胰岛素。很晚进食也会让胰腺在本该休息的时候加班工作。原本胰腺的生物钟决定了它在白天的工作效率是最高的，但如果我们少食多餐，进食时间持续到很晚，就可能导致身体出现两个问题。

第一个问题是，胰腺因为太累而罢工，不能生成足够的胰岛素，或是完全不再生成胰岛素。这会导致血糖浓度居高不下，损伤血管。这也是 2 型糖尿病若不及时治疗会造成严重后果的原因，并可能导致失明、脚趾坏死或是心肌梗死等问题。

　　第二个问题是，细胞会出现所谓的"胰岛素抵抗"的情况。胰岛素抵抗指的是胰岛素无法穿过血管壁将糖运进细胞内以提供能量，导致血糖和胰岛素一直保持很高的浓度，对身体造成损害。胰岛素抵抗可能发生在真正患上糖尿病（胰腺不能生成足够的胰岛素）之前。如果一个人在整夜断食后，血糖和胰岛素浓度仍然很高，那这可能是他处于糖尿病前期的表现。测定是否存在胰岛素抵抗的方法是检测血液中糖化血红蛋白的值。

　　还记得前文提到的代谢综合征吗？如何才能判断你有没有患上代谢综合征？以下几条能帮你判断。

- **存在腹型肥胖：**女性腰围超过 85 厘米，男性腰围超过 90 厘米（下面列出了准确测量腰围的方法，供大家使用）。

- **患有高血压：**收缩压超过 130 毫米汞柱，或舒张压超过 85 毫米汞柱。

- **高密度脂蛋白胆固醇（HDL-C）水平偏低：**男性低于 1.3 毫摩尔 / 升或是 40 毫克 / 分升，女性低于 1.3 毫摩尔 / 升或是 50 毫克 / 分升。

- **甘油三酯水平偏高：**大于 1.7 毫摩尔 / 升或是 150 毫克 / 分升。

● **空腹血糖偏高:** 大于 5.6 毫摩尔 / 升或是 100 毫克 / 分升。

如果一个人满足上述 3 项甚至更多项,则可以被诊断为患有代谢综合征。你会发现,不同机构诊断代谢综合征所依据的参考值会有些差异,我选择以入门级且最适中的数值来作为诊断标准。

THE 10-HOUR DIET
○ 轻断食知识卡 ○

怎样准确地量腰围

- 其他人帮你量会更准一些。

- 把衣服卷上去再量。

- 把皮尺放在肋骨下缘和髋骨上缘的中间,刚好在肚脐上方的位置。

- 让皮尺在肋骨下缘和髋骨上缘的中间绕身体一圈,确保皮尺始终和地面平行。

- 在你呼气时读取皮尺上的数字,确保皮尺松紧适当。

- 最后重新再量一遍,保证 2 次的结果是一样的,这样才能说明准确地测量了腰围。

○ THE 10-HOUR DIET ○

前文我们提到过，威尔金森的研究表明，每天只在 10 小时内进食、晚上 8 点前结束进食，并坚持 3 个月，会帮助代谢综合征的患者减轻体重、降低血压、改善心脏健康状况以及血糖和胰岛素水平。因此，如果你患有代谢综合征，14/10 轻断食法也会对你有帮助。

全科医生进行的抽血检查中就有上述帮你判断是否患有代谢综合征的指标。下次抽血检查时，你可以让医生给你一份含有实际数值的报告，因为一些医院只会在指标异常并超出特定参考值范围时，才会告诉你具体的检查数值。

此外，不同国家、不同医院的参考值范围可能会有差异，所以，获取最新的检查结果并分析数值的变化趋势，哪怕指标没有出现异常也会对你很有意义。它一方面会告诉你需不需要马上采取 14/10 轻断食法，另一方面能让你得到家人和朋友的支持。这可以增加你保持健康的动力，帮助你获得健康。

许多公司每年会给 40 岁以上的员工提供免费体检的机会，体检项目中通常都包含这些指标的检测。所以，如果公司有免费体检，你可以利用这个机会来观察并跟踪自己的指标变化。

◦ **轻断食知识卡** ◦

哪些人不适合 14/10 轻断食法

- 不建议任何有进食障碍的人采用 14/10 轻断食法。

- 不建议 1 型糖尿病即胰岛素依赖型糖尿病患者使用 14/10 轻断食法，除非是在专业医生的严格指导下。

- 14/10 轻断食法有助于预防 2 型糖尿病的病情发展。相关研究表明，14/10 轻断食法或许能逆转糖尿病的早期症状。有血糖水平异常等早期症状的患者使用 14/10 轻断食法时，应该先咨询医生。

- 服用处方药的患者在使用 14/10 轻断食法期间应该定期接受医生和专家的检查，不能在未咨询医生的情况下私自更改药物剂量或服药频率。

THE 10-HOUR DIET

第 2 章

生物钟的秘密
进食时间将如何影响你的身体

当我们的断食进行到第 13 ～ 14 小时时，
身体会进入"自噬"状态。
此时身体就像是进行一次大扫除，
能修复损伤的细胞，清除衰老的细胞，
重新焕发活力。

采用 14/10 轻断食法可能会让我们的身体发生哪些变化呢？当我们按照要求在 10 小时内完成一天的进食，然后在接下来的 14 小时内断食时，这究竟会产生哪种神奇的力量？

答案是：14/10 轻断食法可以激活身体内部的一系列机制，有助于减轻体重和延长寿命。这种激活力量被称为"代谢开关"，会在断食 12 小时后启动。正因如此，人们有意识地在一天中保持 14 小时完全不摄入任何热量是明智之举，我们的身体将会在断食后的第 13 ～ 14 小时之间，进行大量神奇的自我修复。

为了达到最佳效果，我们需要在 10 小时的进食窗口结束后，连续断食 14 小时，其间避免摄入任何带有热量或人工甜味剂的东西。

14/10 轻断食法的潜在效果

其实，要想做到每天 10 小时进食、14 小时断食并不难，你只需要对进食时间做出微小却能带来显著意义的调整。对大部分人来说，实现这一点可能只需要把早餐时间推迟一点儿、晚餐时间提前一点儿。

下面我会对 14/10 轻断食法改善了人体哪些方面加以归纳总结。

体脂。断食 14 小时可以帮助我们在不改变饮食习惯的情况下降低体脂，且在坚持一段时间后，我们的饥饿感也会减轻。通过 14/10 轻断食法，我们可以提高身体的新陈代谢率，使身体在白天摄入食物的过程中消耗更多能量，这被称为"热效应"。

心脏。断食可以帮助我们降低过高的血压，同时改善胆固醇和甘油三酯等其他影响心脏功能的指标。

大脑。小鼠实验证明，断食可以增加脑源性神经营养因子（brain-derived neurotrophic factor，BDNF）的生成。脑源性神经营养因子可以保护大脑免受痴呆的侵害，并增强大脑的可塑性。当大脑的可塑性增强时，大脑会工作得更好，此时人们做事效率更高，反应更敏捷，情绪也更稳定。

胰腺。 断食期间，人们体内的细胞可以得到修复，胰岛素的分泌也会恢复至正常水平，不会过多，也不会过少。这意味着身体的细胞可以更好地利用胰岛素，使人们患上 2 型糖尿病的风险降低。此外，胰腺每天会分泌 1 ～ 2 升的胰液，其中包含多种消化酶，来帮助分解食物，因此胰腺各项功能能保持正常能帮助人体更为有效地消化食物。

消化系统。 和上文提到的胰腺会生成消化酶一样，消化道和胃内壁也会生成消化酶，同时胃还会分泌胃酸来消化食物。每当我们看到食物或闻到食物的香味时，消化系统就会开始分泌大量消化酶和胃酸，每人每天分泌的消化液总量为 5 ～ 9 升。当我们在晚间断食时，通过减轻消化系统的负担，消化道内壁有机会启动自动修复。因此，白天进食、晚上断食可以帮助人们改善消化不良等症状。

肠道菌群。 我们的消化系统里生活着数万亿个细菌，它们共同构成了肠道菌群，现在已经被归类为一个完整的器官了。当人们不再吃个不停时，肠道菌群就能趁着这一休息的机会繁衍生息，变得更加多样化。健康的肠道菌群能够改善肠易激综合征的症状，如腹胀、排便不规律、排气过多等，也能帮助大脑、免疫系统和心脏保持健康。

免疫系统。断食能减少人体内促炎性细胞因子的生成，从而减轻体内的炎症反应，比如哮喘、关节炎、湿疹和皮炎等慢性炎症。同时，断食还能让免疫系统正常运作以抵御疾病，避免免疫系统功能紊乱而攻击自身细胞。

肝脏。断食期间，我们体内的肝细胞会再生。我们的肝脏就像是一个小型的净化器，能分解、代谢进入体内的有毒、有害物质，比如空气中的有害气体、食物中残留的农药等。当这些有毒、有害物质经过肝脏的处理，并通过排便等方式排出体外后，我们的身体会发生一系列向好的转变，比如皮肤变得清透、患癌风险降低等。

睡眠。研究表明，遵循 10 小时内进食并在晚上 8 点后断食还有一些意外的好处，改善睡眠质量就是其中之一。这背后的原因可能是断食减少了人们晚上喝酒的机会，而喝酒会导致睡眠变浅、睡眠质量变差等情况的发生，使人们难以恢复精神。

假如我们能早点儿完成一天的进食，比如在晚上 8 点以前完成进食，身体就能分解摄入的食物，并将其转化为能量，为睡眠、消化、大脑活动如做梦，以及身体损伤后的自我修复等提供能量。

创造 2 小时黄金燃脂期

我们的身体仅是维持基本的生命活动如呼吸和睡眠，就需要消耗大量的能量。当我们在夜间睡觉时，食物被充分消化并分解成糖后所提供的能量，只能维持身体在入睡后头几小时内的运转，此后身体就需要寻找其他能量来源以继续运转。

这时，身体会向肝脏传递信号，让肝脏释放以糖原形式储存的葡萄糖。我喜欢把这个过程想象成打开保险箱，拿出里面的财宝来享用。但随着糖原被消耗殆尽，身体又会打起其他能量来源的主意。

在这一点上，人体通常在断食 12 小时后就会开始动用脂肪储备，并通过分解、燃烧脂肪获得能量来维持呼吸等基本生命活动。如果你这个时候恰好在活动，身体便会消耗更多的脂肪。**正因如此，断食的第 13 ～ 14 小时内的每一分钟都能对减少体内脂肪发挥巨大的作用。**

如果你身体健康，并想在这 2 小时里消耗更多脂肪，你可以做一做运动。习惯在运动前吃根香蕉或是其他能提供糖分的零食的人，会觉得空腹运动让自己力不从心，这是因为空腹运动时身体消耗的是酮体，酮体是肝脏脂肪分解的一种产物。虽然早上起来空腹运动听起来好像有点儿不合常理，但对某些人来说，这可能真的有助于减肥。研究表明，空腹运动可以加快肌肉的生长，增强肌肉的耐力。不过，如果你有任何基础疾病或健康问题，请先咨询医生，再决定是否要空腹运动。

实际上，我们也没有必要强迫自己去健身房运动减脂。14 小时断食期间，任何运动都有助于燃烧脂肪。所以，如果你平常都是在家吃早餐的，或许你可以试试到了公司再吃，这样，无论你是开车、坐地铁还是爬楼梯去上班，你都能将断食时间延长，还能在前往办公室的路上进一步燃烧脂肪。如果你居家工作，那么你可以在开始办公前先四处走走，多消耗一点儿脂肪，还可以在家里做一些简单的运动，比如开合跳、拉伸或者俯卧撑等。

在寻找运动方式时，你可以试着从网上找一些 10 分钟瑜伽或高强度间歇训练（high-intensity interval training, HIIT）的短时免费教程来练习。如果你有跳绳，也可以试着跳 5 分钟。在这 2 小时里，任何简单的运动都能促进身体燃脂。

THE 10-HOUR DIET
轻断食知识卡

什么是"自噬"

- 当我们的断食进行到第 13～14 小时时，身体会进入一种名为"自噬"的状态。此时身体就像是进行一次大扫除，损伤的细胞能被修复，衰老的细胞能被清除，心脏、大脑、肝脏、肠道和皮肤等器官也都能得到修复并重新焕发活力。在我看来，没有任何灵丹妙药或是护肤品能像正确断食一样，让人们保持年轻，远离心脏病、痴呆、消化问题和癌症，保持最好的身体状态。

THE 10-HOUR DIET

早进食与晚进食哪个更好

我们先来说答案：早进食比晚进食能更好地预防 2 型糖尿病和心脏病。

2018 年，伊丽莎白·萨顿（Elizabeth Sutton）等人在《细胞代谢》上刊登了一项研究结果。他们观察了那些在上午 9 点到下午 3 点之间进食三餐的处于糖尿病前期者的身体指标，并把指标与 12 小时内吃三餐（上午 8 点到晚上 8 点之间）者做比较。

研究表明，下午 3 点后不再进食的被试，体内胰岛素的敏感性得到了改善。这可能是因为他们的进食时间与昼夜节律保持了一致——胰岛素会受到白天自然光线的影响，在这段时间内，胰岛素处理食物的效率是最高的。这告诉我们，处于糖尿病前期者应该把最丰盛的一餐放在早上或中午享用。在这两个时段里，胰岛素能更好地帮助身体处理食物。

这项研究还发现，早进食的被试的血压也有所改善。这意味着对于高血压患者来说，在一天中较早的时间吃最丰盛的一餐，可能比在较晚的时间吃更有助于让血压保持正常，而吃得较晚可能会破坏血压的稳定状态。

THE
10-HOUR
DIET

第 3 章

从历史到科学的启示
进食习惯的变化

我们在人类文明的早期阶段
并不常在夜间准备食物。
几千年来，
我们都在白天进食，
夜间断食。

我常常跟我的患者聊起人们现在的进食方式与过去的不同，因为我认为是生活方式的改变导致了肥胖率的上升。

在 20 世纪 70 年代的英国，我那会儿还是个孩子，但我记得当时吃饭就像是定了闹钟一样，有一个固定的时间点。虽然我不知道当时其他家庭是什么样的，但我每天都是这么过的：早上 8 点，在家里吃早饭；中午 12 点半，在学校吃午饭；晚上 6 点，回家吃晚饭。晚上 6 点半吃完晚饭后，我们会收拾桌子，我的父母则去洗碗。等碗洗完后，我的母亲会把厨房门关上，夜晚随之来临。我还记得当时的画面：门关上后，竖纹磨砂玻璃模糊了厨房的内景，紧跟着，厨房里的灯熄了。这时，一天的进食就结束了。从晚上 6 点半到第二天早上 8 点，这期间我们什么都不会吃，自然地断食 13个半小时，身体因此有机会进行自我修复。

这是 20 世纪 70 年代的一种传统生活方式。我们全家会一起吃饭，两餐之间不许吃零食，这样才不会破坏吃饭时的胃口。往往到下午 5 点左右，我就感到饥肠辘辘了，这通常是因为学校的午餐不合我的胃口，所以我中午吃得很少。尽管我会因为饥饿而缠着母亲想要吃东西，但也要等到晚上 6 点才能吃晚饭。当然，偶尔也有例外，但我们基本都是这样的生活方式。父母不同意我们吃零食，吃零食的机会本来也很少。

想想看，从 20 世纪 60 年代末到 70 年代中期，当时英国人通常都遵循着严格的进食时间，且很少吃零食。大多数情况下，人们都会提前安排要吃哪些食物，并准备好材料，然后在家里做饭，更不用说还要赶在星期一到星期五的上午 9 点到下午 5 点，以及星期六的上午 9 点到下午 2 点去商店买菜了。当时许多商店还会在星期四下午歇业，作为对星期六上班的补休。

再看看现在的世界：你只要点击一下按钮，24 小时营业的超市就能全天候将你想要的任何零食送货上门；无论我们走到哪里，垃圾食品随时随地都在巧妙地吸引我们的注意，比如利用电视剧中的植入式广告或在加油站的收银台旁被精心摆放。我们在不知不觉中被诱导着不停地吃零食。

与之对应的是，如今肥胖和糖尿病的患病率高得吓人：在英国，有 63% 的人超重或肥胖；而在美国，这一比例达到了 71%。

被颠覆的血糖平衡理论

许多营养学家和医生，包括我自己，都在上学期间学过血糖平衡的重要性。当时老师告诉我们，人要通过少食多餐来维持血液中的血糖水平，帮助预防 2 型糖尿病和肥胖的发生。但限时进食的相关研究彻底颠覆了这一理论。

现在研究人员发现，一天多餐、从早到晚吃个不停，不但不能降低罹患糖尿病和肥胖的风险，还可能是疾病的成因之一。少食多餐意味着胰腺整天都要生成大量的胰岛素，而胰岛素是一种能促进脂肪堆积的激素。如果身体从早到晚都需要分泌胰岛素，那么胰腺将会变得不堪重负，2 型糖尿病也会被引发。

最近一项针对 4.9 万名绝经后妇女的研究发现，一天吃 4 餐的女性比一天吃 1 ～ 3 餐的女性患 2 型糖尿病的风险高 36%。研究人员分析认为，过去那种保持血糖和胰岛素水平稳定的做法可能会给胰腺增加额外的负担，并增大了患糖尿病的风险，而不是减小风险。想想前文提及的索尔克生物研究所的研究，那些一天吃 15 餐的被试会生成多少胰岛素！

血糖平衡理论也使很多人产生一种恐惧心理，害怕自己被困在没有食物的地方，害怕自己哪天因长时间没有吃东西而引发低血糖，造成身体出现乏力、颤抖、脑雾和情绪低落等症状。

如果胰岛素水平不正常，人们的确会出现上述症状，经历过低血糖的人都清楚这一点，我也是其中之一。而且我有时即使吃饱了也会出现低血糖的症状，显然，我的胰岛素分泌和糖代谢是不正常的。

以前我常常少食多餐，并在包里常备一些坚果，时不时吃一点儿来维持血糖水平，防止自己突发低血糖。但这样很不方便。当我在教室里上课时，我得尽量不让坚果包装袋发出窸窸窣窣的声音，咀嚼时也要注意不出声，避免显得很粗鲁。

我也见过许多带着饮食日记来咨询的患者，他们的饮食日记上写着一天吃 6 餐：起床半小时后吃早餐，上午会吃些

点心，然后再吃午饭，下午还会吃些零食，接着是晚饭，等
到睡前再吃点儿零食。许多人和曾经的我一样，时刻担心自
己会出现低血糖的症状，因此从醒来到睡前的那一刻一直在
不停地吃东西，使得每天的进食时间长达 16 小时，而不是
10 小时。如果我的母亲还在世并看到这一幕，她一定会感
到不安的。

当我第一次读到关于限时进食和每晚断食 14 小时的文
献资料时，我因断食时间不是我此前实行的 8 小时而大为震
惊，并且很难接受这些观点。不过，要研究营养学，你就必
须对新的研究成果保持开放的心态——这是工作的一部分。

我当时确信，如果我睡前不吃点儿燕麦饼干，早上醒来
后，我肯定会饿得头晕眼花。而我完全不知道，一天进食次
数太多会扰乱身体的激素分泌，增加胰腺的负担。回想过
去，我进食的时间这么长，体内的饥饿激素，比如能传递饥
饿信号的胃促生长素的分秘可能已经紊乱了。

因此，当我开始尝试一天只在 10 小时内进食、整夜断
食时，我第 1 个星期每晚睡前都会觉得有点儿饿。奇怪的
是，尽管前几天我会饿着肚子睡觉，但我醒来时却不觉得
饿。这很反常，因为我在未实行整夜断食的那段时间里，每

天醒来都会感到很饿。

在我停掉睡前零食约 1 个星期后，随着体内饥饿激素的水平逐渐得到调整，我睡前的饥饿感消失了。而且我醒来时也不饿，因此我会等到饥饿激素开始分泌，并让我出现饥饿感后再吃东西。

现在，我一般每天只会在 10 小时内进食，并在夜间断食 14 小时，同时我再也不用随身携带零食了，也再没有出现突发低血糖的情况。

这真是颠覆性的变化。不，这其实是一种进化。

我们的祖先是以采集狩猎为生的。由于他们需要去打猎觅食，需要到处奔走才能找到食物，因此两餐中间会有很长的时间间隔，身体随之进化以适应环境。

人其实是非常简单的动物，看到食物就会抓来或者采来吃。任何关于食物的信号或暗示都会让我们的消化系统像机器一样开始运转，甚至与食物有关的声音也会让我们做好进食的准备。而人体每天会分泌 5 ～ 9 升的消化液来分解食物，只要我们看到食物，或是接收到任何与食物相关的暗

示，大部分胃酸和消化酶就会涌向消化系统。还记得巴甫洛
夫实验中的狗吗？我们就是这样的。

让身体回归一直以来的运作方式

我们有时可能会因生活方式的改变影响到自己的身体状
况，比如 2020 年新冠疫情期间的封锁措施是否对人们的健
康产生影响还有待进一步研究。不过，14/10 轻断食法的优
势之一是，它不仅不需要任何金钱的投入，还操作简单、方
便，不管你的生活发生了怎样的变化，它都仍然可行。如果
你觉得此前的封锁措施改变了你的行动方式或饮食习惯，那
么使用 14/10 轻断食法可以帮你保持一定的生活规律。

另一个改变我们进食自然时间的因素是日落后使用人工
照明。毕竟，我们在人类文明的早期阶段并不常在夜间准备
食物。几千年来，我们都在白天进食，夜间断食。

晚上吃正餐也是新近才出现的习惯。在 19 世纪，由于
当时的英国贵族能够负担得起在夜间开灯照明的条件下做饭
和吃饭的成本，于是晚上吃正餐渐渐地在英国贵族间流行起
来，成了一种潮流。

但正如我们所谈到的，身体的生理机制自然而然地决定了我们的消化系统在白天的工作效率最高，因此限时进食之所以能减肥就很好理解了：它能减弱那些随处可见的食品广告的影响，让我们重新回到简单的一日三餐的生活方式，而这同时也是身体一直以来的自然运作方式。

THE 10-HOUR DIET

第二部分

制订你的轻断食计划

THE 10-HOUR DIET

第 4 章

正视自己
评估你的饮食习惯

在你使用 14/10 轻断食法的开始阶段，
请先不要改变你的日常饮食习惯。
你需要做的是
如实记录现在的进食情况。

我很擅长做准备工作。

想象一下，如果我们打算参加伦敦马拉松比赛，难道我们会仅仅在某天早上醒来就直接穿上运动鞋，一口气跑 40 多千米吗？如果我们事先没有进行赛前训练，也没有考察过马拉松的比赛路线和地形，我们的身体和精神都会在跑步时承受巨大的痛苦，而且我们永远也跑不到终点。这种挫败感可能会让我们再也不会去尝试跑马拉松了，甚至还会哀叹"我不是跑步的料！"。然而，只要我们能在跑步前稍作计划，事先进行一些练习和热身，跑马拉松时可能就会比较容易坚持下去了，甚至可能成为改变我们人生的契机。

同样，改变饮食习惯也要事先做准备。我们需要对即将涉足的领域有一个清晰的认识。为了能够成功实现目标，我们还要在开始全面实行新的进食方式前加以练习。

每当我开始帮助患者调整饮食之前，我通常都会先评估他们原来的饮食习惯，并将此作为起始状态。现在，我们也需要这样做，因为这能让我们知道潜在困难可能是什么、应该怎样安排进食和断食的时间，以及明确具体要调整饮食习惯的哪一部分。

在很多情况下，实行 14/10 轻断食法的关键是对进食时间做出细微且持续的调整，以获得最佳效果。由于人与人之间的差异，若要准确判断每个人需做出怎样的调整，我们就需要仔细评估他原来的饮食习惯。

第一步：记下你的进食时间

第一步，我建议你在进行为期 3 个月的 14/10 轻断食法前，先用 1 ～ 2 个星期的时间，记录自己每天原本的进食时间（参见第 10 章）。

3 个月听起来的确是一段漫长的时光。不过科学研究表明，调整饮食习惯并坚持 12 个星期后，你将能看到最为显著的效果。所以在开始实行 14/10 轻断食法之前，我通常会让我的患者先记录自己每天的饮食情况，并且至少坚持记

录 1 个星期，这样我们才能发现潜在的规律，为后续实行
14/10 轻断食法提供基本信息。

对于记录的方式，有的人习惯用纸和笔来记录进食时
间，然后用磁铁把纸贴在冰箱上，有的人习惯用智能手机中
的备忘录或笔记功能来记录。无论你使用哪种记录方式，目
的都是帮助你分析该如何将进食时间缩短到 10 小时内，且
最晚进食时间不超过晚上 8 点。

当然，每天都严格地将进食时间限定在 10 小时内，是
确保 14/10 轻断食法发挥作用的关键。因此，如实地记录进
食时间，并确保进食时间在 10 小时内是非常重要的。不过，
在开始阶段，请先不要改变你的日常饮食习惯：你需要做的
是尽可能如实记录现在每天的进食情况，以便了解你一天通
常会进食多长时间。

用下面的"进食时间记录模板"（见表 4-1）作为记录的
起点，或许会对你很有帮助。别忘了进食时间要从你当天吃
第一口食物或者喝第一口有热量的饮料开始计算，直至你当
天摄入最后一口有热量的食物，无论是晚餐还是任何含有热
量的饮料。

表 4-1　进食时间记录模板

日期	开始时间 / 结束时间	总时长	调整方案及思考
星期一			
星期二			
星期三			
星期四			
星期五			
星期六			
星期日			

　　当一个星期的记录结束时，你可以回头看看你的笔记，找一找有什么发现。比如，上班路上喝杯拿铁、晚上 9 点靠在沙发上喝杯红酒，这些真的有必要吗？为了让进食时间缩短到 10 小时内，你可以舍弃其中的哪一个？你能把饮料换成气泡水或者不加奶的纯茶吗？假如这个星期你将有两次社交活动并需要在外吃晚餐或饮酒，你能不能把其中一次换到周末中午呢？又或者当你知道某天晚上会吃饭吃到很晚时，你能不能把这一天早上的进食时间做个调整？

　　这样一来，你就能发现问题在哪儿，以及怎么去解决它。

第二步：找到辅助断食的方法

第二步，让我们来一场头脑风暴吧！好好想想有哪些方法能帮你成功实行 14/10 轻断食法。以下是我常采用的 7 个方法和用于记录的模板，你可以参考并使用：

1. **在橱柜里备好我爱喝的绿茶或白茶。**

   这样当我起床后，我就可以享用一杯清香扑鼻的热茶，这能有效地帮我提振精神。接着我会冲澡、遛狗、打扫卫生、骑车去上班，以此来延长断食的时间，直至进食窗口打开后再吃早餐。

2. **让同住人知道我的饮食习惯，并得到他们的支持。**

   我会与同住人商量适合大家的吃饭时间，看看哪些时候能一起吃饭，哪些时候不能。

3. **不要习惯性地在橱柜里存放巧克力、薯片等零食，降低晚上断食的难度。**

   零食对我有极大的诱惑力。没有零食，意味着我不会在进食窗口关闭后被它们所诱惑。因此，我只会在周末买零食，并且是在进食时段内与家人、朋友一起分享零食。当然，我也会吃甜品和点心，不过只在 10 小时进食时段内吃。

4. 吃饭要吃饱。

如果周末的主餐是午餐，我会把这顿饭当作一件乐事来好好享受。在工作日晚上，我则会确保自己在开始断食前已经吃饱了。

5. 加班时安排好晚餐。

如果我加班到很晚，我会在晚上 6 点休息一会儿，并吃完当天的最后一顿饭。

6. 在周末的白天与家人或朋友相聚。

若是夏天，大家可以去野餐和烧烤，冬天则可以一起在家吃午餐。

7. 定好合理的上床休息时间。

睡前可以在家里做一些轻松的活动，不要看电子产品和社交媒体上一些容易让人感到兴奋的内容，以便自己更容易入睡。此外，我会确保房间在睡觉期间是黑暗的。研究表明，限时进食配合高质量睡眠，效果最好。

下面轮到你来好好地计划一下了！

你可以采取哪些办法来帮助自己实行 14/10 轻断食法？
把它们写在下面。

THE
10-HOUR
DIET

10 个有助于限时进食的妙招

1. _____

2. _____

3. _____

4. _____

5. _____

6. _____

7. _____

8. _____

9. _____

10. _____

有一点要格外注意，那就是人们会因为感到无聊或为解
压而吃东西。有时，人们吃夜宵是为了打发时间或抚慰心
情。我们要尝试觉察这种情况会在何时发生，并用其他能帮

助你获得满足感和放松的事情替代吃东西，比如给自己一个小礼物等。

下面是一些我常在晚饭后用来放松和享受的事。

- **泡澡:** 用精油或浴盐泡个澡，这能缓解关节疼痛，并为身体补充些镁。顺便说一句，镁也有助于改善睡眠质量。
- **读报纸:** 用整个星期的晚间来细细地品读一份每周发行一期的报纸，有时副刊我能读好几天。
- **散步:** 我会在小区或附近慢慢散步。
- **和朋友电话聊天:** 可以舒服地坐着聊，也可以戴着耳机边散步边聊。
- **和家人保持联系:** 分享和倾听每个人当天的见闻。
- **练习瑜伽或冥想:** 现在网上有大量的学习资源供你选择，只要做 10 ～ 15 分钟的瑜伽或冥想，你就可以感到心情愉悦。我特别喜欢练习瑜伽休息术，就是躺着的那种，并会在练习的时候点上蜡烛，盖上舒服的毯子。
- **读书:** 我喜欢躺在床上翻看有插图的烹饪书。

接下来该你了，想想有哪些事你很享受或能让你感到放松，把它们写下来吧！

THE
10-HOUR
DIET
与食物无关、能安抚情绪的 6 件事

1. _____

2. _____

3. _____

4. _____

5. _____

6. _____

现在，你已经知道了自己每天的进食时长，想出了缩短时长的方法，准备了可行的配合措施，也找到了必要时能替代食物的乐事。那么，是时候让我们来了解 14/10 轻断食法的使用细节了。

THE 10-HOUR DIET

第 **5** 章

找到节奏
调整进食时间

只有你自己

才能为自身找到最合适的计划。

如果要让 14/10 轻断食法切实可行，

并且取得长期效果，

你从一开始就要对自己坦诚。

实行 14/10 轻断食法，最重要的原则就是：**一切都由你自己说了算。**

我在书中为你介绍的 14/10 轻断食法，虽然为期 3 个月，但却是非常个性化的，完全由你自己决定整个过程中的细节。我会告诉你实行 14/10 轻断食法的原则以及怎样将该方法融入你忙碌的日常生活中，以获得最好的效果。因为当你理性地思考饮食和每个人类个体时，你会发现，虽然人们期望能有一种饮食法适用于所有人，但这是不切实际的。这就是为什么只有你才能为自身找到最合适的计划，毕竟只有你本人最了解自己错综复杂的日常安排，也只有你本人最了解你的身体。所以，如果你要让 14/10 轻断食法切实可行，并且取得长期效果，你从一开始就要对自己坦诚。

此前与他人合作的经历也让我得到一个教训，那就是没有人喜欢被告知该怎么做，这种家长式的说教或填鸭式的指导方式，是无法让人们去做有助于自己的事情的，也无法让某种健康行为成为长期的习惯。因此，我在本书中讲述14/10 轻断食法时，将用成人对成人的指导方式，更像是在你耳畔小声地提醒，帮你找到正确的方向，实现自我成长。同时，我将向你展示 14/10 轻断食法的科学依据和原则，解释该饮食法的潜在益处，与你一起分析你的日常生活及你可能得到的资源与支持，以便设计一种最符合你个人需求且适合你生活方式的饮食习惯。这种指导方式能带来最好的效果。

举例来说，如果我告诉你要在晚上 6 点吃晚餐，但这个时间你正身处一趟拥挤的地铁，那么对你来说，严格实行晚上 6 点吃晚餐的计划是毫无意义的。但是你可以用 14/10 轻断食法来想想怎样改变自己的饮食习惯，比如想想把吃正餐的时间提前会带来哪些改变。当然，改变饮食习惯可能会让你在一开始有些不适，也可能会给你的生活带来轻微不便，那你可以就此进行权衡，看看改变习惯的潜在益处是否值得你这样做。

我在本书的开篇已经列出了 14/10 轻断食法对身体健康的所有好处，我希望我已经成功说服了你，让你在接下来的几个星期里做出一些小小的改变，并养成新的饮食习惯。14/10 轻断食法是值得你考虑并去尝试的，因为它能长期提升你的生活质量。现在，让我们开始吧。

你的进食方式可以这样调整

这项为期 3 个月的改变计划的核心原则是：

- **将每天的进食时间限制在 10 小时内。**

- **从夜里到第二天早上断食 14 小时。**

- **尽量在晚上 8 点前结束进食。**不过也有人觉得晚上 6 点或 7 点前结束进食效果更好。

众所周知，吃优质食物能帮助人们改善身体健康状况，不过本书不是讲人们应该吃什么的，而是讲应该在什么时候吃的。限时进食研究是在人们保持正常饮食，只改变进食时间的基础上，探究身体会由此获得哪些改善的。

当然，如果条件允许，在关注进食时间的同时提升一下食物的品质也是可以的。不过这并不是必要项。假如你只能做到专注于调整进食时间，这也没有问题。

14/10 轻断食法还有一个额外的好处，那就是：对大多数人来说，早点儿吃饭并坚持 1 个星期左右后，你晚上的胃口就会变小，这意味着你可以少喝点儿酒、少吃点儿零食。

下面我将通过两个案例，展示怎样通过 14/10 轻断食法来调整个人的进食方式。先让我们看一看第 1 个客户在实行 14/10 轻断食法前是怎么吃的（见表 5-1）。

表 5-1　第 1 个客户的进食方式

时间	进食情况
早上 8 点	在家喝 1 杯卡布奇诺
上午 10 点	在公司吃 1 根燕麦棒
下午 1 点	在食堂吃 1 份炸鱼和薯条，随后吃 1 根从自动售货机购买的巧克力棒
下午 4 点	吃 1 包薯片和 1 小块同事给的生日蛋糕
晚上 8 点半	吃晚饭，包括三文鱼、芦笋、嫩土豆和 2 块黑巧克力
晚上 9 点	结束一天的进食

这个客户的进食时间从早上 8 点开始，直到晚上 9 点结束，长达 13 小时。

假如我们把这个客户的卡布奇诺换成生姜花草茶，那么他的进食起始时间就可以延迟到早上 10 点在公司吃东西时才开始计算。

含糖的燕麦棒或许也可以换成含有亚麻籽和浆果的奶昔。他可以将奶昔装在瓶子里并带到公司里喝，且奶昔更能给人带来饱腹感（具体做法可以参见第 6 章）。此外，用苹果代替午餐时的巧克力棒能让他摄入更多的纤维素，获得更强的饱腹感。

对于晚餐，他选择的是健康且有饱腹感的食物，因此只需要把晚餐时间稍微提前一点儿即可，比如在晚上 8 点结束进食，而不是晚上 9 点。

通过这样的调整，现在他的进食时间变成了从早上 10 点到晚上 8 点，遵守了 14/10 轻断食法的原则，同时也加入了亚麻籽和水果等更为健康且有饱腹感的食物。

因此对他来说，只需要把早餐改为不含奶的热饮，并把早餐推后 2 小时、晚餐提前 1 小时，就能把进食时间控制在 10 小时内。

下面我们来看看第 2 个客户在实行 14/10 轻断食法前是怎么吃的（见表 5-2）。

表 5-2　第 2 个客户的进食方式

时间	进食情况
早上 6 点半	在家吃牛奶和麦片
下午 1 点	吃牛油果三文鱼寿司和 1 根巧克力棒
晚上 10 点	吃现做的青酱意面、一些巧克力，喝 3 杯红酒

在这种饮食习惯下，第二个客户一天的进食时间很长，长达 15.5 小时，几乎和清醒的时间一样长。他其实可以不在家吃早餐，而是改成早上 8 点到公司后再吃，比如喝 1 小瓶开菲尔，吃 1 根香蕉和 1 小把混合坚果。

对于午餐时间，他可以保持不变，仍是下午 1 点吃。只不过，在下午 5 点半左右，他可以在工作地点吃点儿简单的晚餐，比如混合沙拉，并配上能带来饱腹感的蛋白质，让自己整晚都不会感到饥饿。

通过这样的调整，现在他的进食时间变成了从早上 8 点到晚上 6 点，符合 14/10 轻断食法的要求。

周末的时候，第 2 个客户可以将进食窗口推后 2 小时，即从上午 10 点至晚上 8 点，同样遵循 10 小时内进食的要求。上午，可以吃一顿丰盛的早午餐，下午则和家人一起享用一顿烤肉大餐，并配上大量蔬菜，晚上如果感到饥饿且此时进食窗口尚未关闭，可以喝点儿味噌汤。

为你准备的 10 条实用指南

指南 1：每天吃两顿或三顿正餐

每天你要好好吃正餐，而不是整天不停地吃东西或是喝高热量饮料。研究表明，如果一个人每天不停地吃东西，不仅会增加体重，还会损害健康，使人更容易生病。因此，除非你患有疾病需要少食多餐，其他时候请减少吃东西的次数。

如果你本来就没有吃早餐的习惯，你可能会更喜欢一天吃两餐。若是你在这两餐中间感觉到身体能量不足，那么你可以给自己安排一个正当的零食时间，其间吃点儿新鲜的水果，但不要吃坚果。同时，你要把零食放在盘子上，坐下来细嚼慢咽，这样你就能知道自己什么时候吃饱了。通过这样的安排，你或许会发现，一天吃两餐且不吃零食也是可以的。

但如果你原本就有吃早餐的习惯，那么一日三餐可能会更适合你。你可以根据自己的情况来选择是一天吃两餐还是三餐。

请不要忘记，14/10 轻断食法成功的关键就是要自己去尝试，尝试那些对你有效的方法，尝试能带给你饱腹感的、适合你个人需求的食物。如果你能设计自己的进食计划，那么你将更容易坚持下去。

你在压力之下，感到紧张或焦虑的时候，会想吃东西吗？在婴儿时期，我们会通过吮吸奶嘴或者大拇指来安抚自己。成人之后，我们常常会通过吃零食来让自己得到满足和平静。如果你在压力大时倾向于吃零食，你可以试着注意这种情况在何时发生，并在伸手去拿零食或是想吃零食的时候问问自己的感受。我们的口腔能感受到各种各样的感觉。说不定你会发现，此时并不一定要吃零食，喝杯水或者洋甘菊热茶也能让你放松下来。你还可以尝试闭上眼睛，深呼吸 3分钟来缓解压力。

对于那些一直到中午才开始吃东西的人，比如不吃早餐、醒来时也不饿的人，可能会有一个烦恼，那就是有时会有口气，闻起来像是卸甲油的气味。这个情况的出现意味着他们的体内生成了酮体，此时他们的身体肯定正在燃烧脂肪。为了解决口臭的问题，你可以试着嚼点儿小豆蔻，但千万别吃进去！

指南 2：晚上 6～8 点之间停止进食

一旦你找到了自己的饮食规律，比如一天是吃两餐还是三餐，下一步你就可以按照一天只在 10 小时内进食的要求，决定自己何时开始进食，何时结束进食。

由于每个人的身体状况都存在着差异，因此有的人在晚上 6 点停止进食会获得更好的减肥效果，有些人则是在晚上 8 点停止进食效果最佳。你可以看看什么时间停止进食对自己最有效，从而安排自己的进食时间。此外有研究表明，进食时间越晚，对身体代谢的影响可能会越大，因此早点儿吃晚餐也对身体健康有好处。

那么该如何判定停止进食的时间呢？停止进食的时间其实是指你吞下最后一餐的最后一口食物，或是喝下最后一口含有热量的饮料的时间。有些人告诉我，他们"绝对"是按照从早上 10 点到晚上 8 点的 10 小时原则来进食的。可在我了解到细节后，我发现情况并非如此，他们是在晚上 8 点开

始吃晚餐，等到吃完，时间已经到晚上 9 点了。所以，将吃
完晚餐或零食的时间作为计算断食的时间起点，对 14/10 轻
断食法能否成功带来效果至关重要。

断食期间，如果你摄入任何含有热量的食物，那就不能
算断食。不管你摄入的量有多小，哪怕只是喝一口伴侣的红
酒、吃一勺冰激凌，或者在看电视的时候吃了一点儿爆米
花，那都叫进食！在实行 14/10 轻断食法时，从晚上 6 点到
第二天早上 8 点之间开始断食，以及在睡前 2 ～ 3 小时不吃
东西，取得的效果最好。如果你担心自己难以抵抗食物的诱
惑，那你可以跟同住人商量，比如让他们不要在你停止进食
后做美味的食物，或是把好吃的食物拿到你面前来诱惑你。

指南 3：断食期间要足量饮水

因 10 小时的进食窗口从当天摄入第一口有热量的食物
开始，所以如果你喝了加牛奶的茶，就意味着你已经开始了
一天的进食。不过，如果你改喝不加糖的红茶，那你就仍然
处于 14 小时的断食期。

我在前文提到过，实行 14/10 轻断食法需要保证足量饮
水，因此在断食期间，你可以喝不含热量的水、茶或其他饮

料。要小心，不要意外打破断食。我在下方列出了你在断食期间可以喝或不能喝的饮料。

- **可以喝的饮料:** 红茶、绿茶、白茶都是你在断食期间可以饮用的。黑咖啡也是可以饮用的，只要你不会因此出现明显的腹泻或精神紧张的情况。此外，某些种类的花草茶、气泡水，以及兑有气泡水的常温花草茶，或者加入了新鲜香草如薄荷等的气泡水，这些饮料也都没有热量，不会打破你的断食。不过，我不建议你喝含有人工甜味剂的零卡饮料，它们可能会让你感到更饿。

- **不能喝的饮料:** 任何加了糖、牛奶或人工甜味剂的茶或咖啡都不能在断食期间饮用，此外，任何含有人工甜味剂或糖的汽水也都不能喝。

指南 4：用运动开启你的一天

如果你采用 14/10 轻断食法的主要目的是减肥，那么在早上开始进食前，你可以先运动或者简单活动一下，这会帮你燃烧脂肪，获得更好的减肥效果。但是，这种做法并不适合耐力型运动员，因为空腹运动会影响他们的运动表现。不过，对于像你我一样的普通人来说，进食前先运动一下，是减肥的好办法。

　　空腹运动与人们的传统观念并不一致。传统观念认为，运动之前要先吃一些能快速补充糖分的食物，比如香蕉，或者是在运动后马上吃 1 根蛋白棒来补充蛋白质，帮助增强身体的肌肉。但前文提及的研究证实，断食的第 13 ～ 14 小时能够加速脂肪燃烧，帮助人们获得更好的减肥效果。当然，人与人之间存在着差异，如果你担心空腹运动不适合你，请一定要先咨询医生。

　　当你早上醒来后，你通常需要继续断食，直到断食的时长累计达到 14 小时。举例来说，如果前一天你是从晚上 8 点开始断食的，那么你在第二天早上 10 点前都要断食，以便更好地达到燃脂的效果。如果你是从前一天晚上 6 点半开始断食的，并打算在第二天早上 8 点半开始进食，那么从燃脂减肥的角度来看，第二天早上 8 点半之前是你运动的最佳时间，你可以用爬楼梯等日常运动来代替举重等专业训练。

　　你要记住，无论是前一晚吃下去的食物还是肝脏储存的糖原，到第二天你早上醒来时，它们可能都被消耗完了，此时身体切换到燃烧体内的脂肪来为早上的活动供能的状态。在这段时间里，你可以保持一切活动照常，比如正常通勤或是做家务，然后再吃早餐来打破断食状态，你也可以在这段时间内增加一些运动，燃烧更多的脂肪。

研究表明，在断食状态下运动可以加快身体燃脂，帮助减轻体重。因此，尽管一开始空腹运动可能会让你有点儿不舒服，比如你可能会饿着肚子进行高强度间歇训练、骑自行车、跑步或是爬楼上班，但这种对饮食习惯的微小调整能对减肥有很大的帮助。在遥远的过去，我们靠采集打猎为生的祖先们，不得不每天早上为找食物而东奔西跑。所以我们的身体其实可以很好地适应这种饮食习惯，也有许多人在这样做之后发现身材变好了。你也来试试吧！虽然每个人的情况有所不同，以往的尝试者也曾普遍反映在最初几天会有些不舒服，但一旦身体适应了，你就不会太关注自己是不是饿着肚子运动了，且这样运动照样能够获得锻炼肌肉的效果。

如果你的目的是塑形，让身体变得更结实，那你可能担心运动前后不吃蛋白棒会让你的肌肉变得松垮，或是无法锻炼肌肉并促进肌肉生长。实际上，只要你在 10 小时进食时段内的任意时间补充了蛋白质，你的身体就能长出更多肌肉。

在统计学中，有一种被称为"元分析"的研究方法，它

会把多个研究项目结果汇总再分析，被认为是最有说服力的
证据。2020 年的一项元分析对人们何时摄入蛋白质可以增
肌进行研究，结果表明，在一天中任何时间吃蛋白质都可以
帮助锻炼肌肉。那什么因素才能对增肌起到重要作用呢？主
要有两点：第一点是，饮食中要有富含蛋白质的食物；第二
点是，需要在一日三餐中分配要摄入的蛋白质。研究表明，
锻炼前或锻炼后马上摄入蛋白质的做法对肌肉和力量的增加
并没有明显影响。这意味着，我们在日常生活中没有必要在
健身或是做完力量训练后马上喝蛋白粉（如果你喜欢喝的话
另说）、吃鸡胸肉或是 3 个水煮蛋。如果这些食物能够满足
你增肌的需求，你可以将这些食物放到一日三餐中，或是在
你准备开启进食窗口的时候吃。

假如你准备在每天开启进食窗口前运动，我还有一点建
议，那就是补充足够的水分。你一定要关注身体对水的需
求，你可以醒来就喝杯水或是花草茶，运动后也要再喝一
些。假如你运动后准备吃早餐，你可以吃根香蕉或者喝点儿
椰子水，也可以吃个撒了些盐的鸡蛋。因为香蕉、椰子水和
盐都含有电解质，而我们运动出汗时身体流失的一部分电解
质需要在后期加以补充，才能保证神经系统能够正常工作。
你也可以吃点儿浆果或是可可类食物，因为这些深色食物含
有多酚——这是一种功能强大的植物化学物质，具有抗癌的

作用。在第 6 章中，我为你设计了 2 种适合在运动后喝的奶昔的做法，供你参考。

指南 5：食用丰富的蔬菜和新鲜水果

你或许听说过血糖指数。这是一份包含了多种食物的清单，且每种食物后面都被标注了一个数值，代表着这种食物能对血糖水平产生多大的影响。人们普遍认为，本身含有大量糖分或是能快速转化为糖分的食物，血糖指数更高，最有可能快速升高血糖，引起胰岛素分泌，促使潜在的脂肪堆积。随后血糖迅速下降，会使人感到疲惫。

但现在研究发现，血糖指数对一些人来说并没有太大的意义，因为它是以一群人的普遍反应而不是以个体反应为基础的，能让某人血糖升高的食物，可能对其他人没有作用或是作用不明显。

近年来，我发现很多来找我咨询的人会害怕吃某些水果，因为他们听说这些水果的血糖指数很高。比如，他们不敢吃香蕉、芒果和凤梨。这实在是太可惜了，因为这些水果含有几百种能促进肠道有益菌生长、使身体健康的植物化学物质。其中，香蕉含有名为菊粉的神奇纤维素，芒果富含植物类黄酮，凤梨则含有抗炎的菠萝蛋白酶。当我看到人们因为不知道从哪儿听到香蕉的血糖指数很高便舍弃了吃香蕉，转头却在饮食日记中写下自己吃了很多巧克力棒时，我会感到很沮丧。巧克力棒含有许多能引起身体炎症的有害脂肪以及各种各样的精制糖。与几根香蕉或几片凤梨相比，巧克力棒可能会引发更严重的健康问题。

在不久的将来，我们能够借助肠道、血脂和血糖的反应测试来判定每个人最适合吃哪些食物。到那时，你可能会发现香蕉对你的血糖没有丝毫影响，不过可能会造成其他人的血糖明显升高，因此不适合他们。这种测试技术被称为"ZOE"，由英国伦敦国王学院教授蒂姆·斯佩克特（Tim Spector）及其美国的同事共同发明。在我们能够使用这项技术之前，我们可以通过观察自己吃了香蕉、芒果和凤梨等高糖水果之后有哪些反应，来判断自己适合吃哪些水果。配合食用各种各样的蔬菜水果，能促进体内肠道菌群的健康生长，从而让身体能更好地代谢糖。你可能会发现，在实行14/10轻断食法大约1个星期后，你的身体会变得对高糖水果更耐受了，因为你的肠道菌群变得更健康，促进了糖的代谢。

最新研究表明，间歇性断食能改善人们的肠道菌群。此外，你可以把水果切成块，带着果皮一起吃，因为果皮中的纤维素不仅是最能让人们产生饱腹感的物质，还能为肠道菌群提供养分。需要注意的是，不要用果汁代替水果，榨果汁时纤维素都会变成果渣被扔掉，最终榨出来的液体只是好看且甜的汁水。我认为，人类可能天生就被设计为应该吃完整水果的物种，这样那些健康的纤维素、植物化学物质和天然糖能互相作用，一起帮助改善身体的健康状态。

如今，蔬菜和水果常常被称为植物性食物。对此，我还有一点要说，我们不一定要变成素食者才能从蔬菜和水果中受益。在现有的饮食结构中加入蔬菜、水果就能帮你改善健康状况，而采用弹性素食的方法可能适合另外一些人。

指南 6：先计划好你要吃什么

我的母亲以前经常会在一顿家庭大餐结束时，问我们第二天想吃什么，这常常让我们感到很郁闷。当肚子已经被食物填得满满当当，再也不会想吃东西的时候，你怎么可能去想明天或是下周要吃什么呢？

现在我成了一位母亲，也养成了同样的习惯，会在饱餐一顿后问家人："明天你们想吃什么？"作为家中的厨师，我知道在一餐结束到下一餐到来前的间隔里，需要尽快想出下顿吃什么的好点子。否则，十几岁的孩子们跑回家后，看到空空如也的冰箱就会发脾气，并且哭着喊着说："妈妈，家里什么吃的都没有啦！"

"家里没吃的"的抱怨常常让我感到有些冤枉。明明是同一个冰箱，我就能从储存的食材中想出好几道可搭配而成的菜，但其他人却没有想到这些搭配。比如，冰箱里有菠菜、奶酪，橱柜里有面粉和鸡蛋。"做点儿菠菜煎饼怎么样？"我问。有时，我会在几个橱柜里翻找，并找到一些土豆。只要把这些土豆扔进烤箱烤 1 小时，它们就能变成烤土豆，并与美味的辣酱黑豆罐头，或是用冰箱里的奶酪刨成的奶酪丝，或是切成片的牛油果一起吃。有时，我还能找到冻三文鱼，只需把它用黄油煎熟，加入一些杏仁碎和几滴柠檬汁，再配上烤 20 分钟就可以吃的冻红薯条，就能做成一道菜。

现在我会根据橱柜里的食材，把整个星期可以做的菜列成菜单，贴在厨房的墙上，这样会比不断地询问更为方便。但我不会具体写哪天吃什么菜，这样我们就可以到了当天决定我们真正想吃什么。有时，食材能做成的菜比我想的还多；有时，我还会想到菜单之外的菜，并意识到只要再额外买点儿其他食材就能做出来了。

你也可以想一想每天打算吃什么，思考要买哪些必需品放在家里，还可以看一下第 6 章的快手菜食谱来获得灵感。有的人喜欢提前一天做计划，每次少买一点儿食材，只不过每个星期需要多出去采购几次，有的人则喜欢每个星期采购一次。但只要你做好了安排，给家里提前准备一些罐装和冷冻食品，你就可以让饭菜更快上桌，这意味着你可以早点儿吃到晚餐，而不是等到深夜再吃。

关于为什么有人会常常很晚才吃饭，到诊所咨询的人最常给出的原因是，他们没有想好吃什么，也没有事先做好计划，所以不得不等到最后一分钟才跑去超市买菜，从头开始做晚餐。

为了让 14/10 轻断食法的实行过程尽可能让人愉快，我们要试着把吃饭变成一件让人期待并能带来满足的事，而不是从早到晚都在无意识地吃东西。你可以在吃饭前布置好餐桌，使用精美的餐具和杯子。这其实不需要花费很多的钱，我们有时能在慈善商店里淘到很好看的餐具。你还可以把漂亮的餐巾折好放在一边，点起蜡烛，向自己表示爱和关怀。当你把生活的脚步放慢时，你会发现食物都变得更美味了。

指南 7：记录每天的进食时间

当你开始实行 14/10 轻断食法后，请把你每天开始和结束进食的时间写在任何顺手的地方，手机、笔记本、纸上都可以，你也可以使用第 10 章的模板来记录。记录时间能帮你清晰地看到自己到底把 14/10 轻断食法坚持得如何，也能让你发现是什么事情或因素在阻碍你实行该饮食法，随即你可以试着调整自己的进食方式，让计划保持在正轨上。

我从过往的案例中发现，人们常常会以为自己是在 10 小时内进食的，2 个星期里可能只有一天没有遵守要求。可是当他们把记录在手机上的进食时间拿给我看的时候，我发现，实际上 1 个星期就会有 3 天的进食时间超过了 10 小时，这就能解释为什么有些人在实行 14/10 轻断食法后没有减肥成功，或是相关健康指标没有得到明显改善。

你在实行 14/10 轻断食法期间，如果遇到超出进食时间的情况，也别过于责怪自己。你要先了解自己的情况，这能帮你找到解决办法，随后你可以根据记录下来的进食时间进行相应的调整（你同样可以在第 10 章找到一些方法）。

在相关的研究中，被试有时也会超出进食时间，平均每

2 个星期会出现 1 次进食时间超出 1 小时的情况，但被试仍能获得较好的减肥和改善身体代谢的效果。所以，如果你每 2 个星期有 1 次因为和家人或同事一起聚餐而破坏了进食原则，不用太责怪自己，只要后续尽快恢复正常就可以了。

指南 8：取得家人和朋友的支持

把你实行 14/10 轻断食法的计划讲给家人或朋友们听，争取他们的支持，这不仅能帮助你更好地实行计划，还有可能吸引他们加入，让所有人共同受益。

你还可以给对 14/10 轻断食法感兴趣的家人和朋友们建立一个聊天群。当你找到了快手菜的制作方法、方便准备的食材，或是让你感到很惊艳的食物时，你可以将这些拍下来并把照片分享给大家。

指南 9：把良好的睡眠放在第一位

良好的睡眠是你通过 14/10 轻断食法成功减肥的关键。没有好的睡眠，间歇性断食会给身体带来压力，并成为一种负担。优质的食物和良好的睡眠可以帮助你补充体力，打开

"代谢开关"，以配合断食来改善整体的健康状况。

请你确保那些会影响睡眠的要素都被你考虑到了，并提前做出了调整：卧室里要是有电子产品，尽量把它拿走，用别的东西代替；要是你压力很大，头脑忙得停不下来，可以试一下市面上各种锻炼正念的应用程序；尽量不要在临睡前工作，但你可以到处转转以帮助你放松。如今，人们需要在家工作的情况越来越多，带来的问题之一就是很多人感觉生活完全被工作占据了。对此，你可以试着把家中用来工作和休闲的区域隔开，划清界限。

指南 10：第 1 个星期的晚餐吃 20 克蛋白质

严格实行 14/10 轻断食法的第 1 个星期，你可能会在睡觉前感觉有些饿。如果你是在晚上 6 ~ 8 点间就吃完了晚餐，那么此时距离你睡觉还有几小时。其实，只要你每天摄入的食物热量符合推荐标准，那你就可以安然地度过这几小时。你可以在这段时间里喝杯水、读本好看的书或是泡个澡，之后，过不了多久就会到早上了。

改变习惯一开始是很难的。但几天之后，随着身体分泌的胃促生长素重新达到平衡状态，即让人产生饥饿感的激素变少，让人产生饱足感的激素变多，在大约 1 个星期后，你即使晚餐吃得早，睡前也不会感到饿了，甚至早上醒来也不饿，直到过 1 ～ 2 小时后才会开始想吃东西。

防止晚上肚子饿的最好办法之一，就是晚餐时吃大约20 克蛋白质。你可以在实行 14/10 轻断食法的第 1 个星期里这样做，免得晚上肚子饿。我还会在第 6 章列出常见健康食物的蛋白质含量，让你大概了解不同食物所含的蛋白质情况，并帮你决定晚餐可以加入哪些食物。但你不需要整整 3个月的晚餐都这么做，因为人们一般只有在第 1 个星期里会觉得饿。不过，如果你在后期仍有需要，晚餐吃 20 克蛋白质的办法很管用。

零食，吃还是不吃

有些人习惯吃两餐，中间吃点儿零食。如果你确实需要吃零食，新鲜的水果或是混合坚果是不错的选择。研究表明，水果和坚果中的纤维素以及使其呈现出不同颜色的化学物质都有益于身体健康。当你决定在一天里吃些零食时，你要先想好手边有哪些东西可以作为零食吃，以及要将这些零食放在什么时候吃。

一天吃个不停或者一日多餐不利于人们体内胰岛素水平和体重的稳定（参见第 2 章），并会增加你的生活开销，还会加重肠胃负担，所以如果可以的话，你要尽量一天吃两餐或者三餐。

我曾碰到过居家办公的人实行 14/10 轻断食法。他们会在早上 8 点吃一顿丰盛的早餐，中午吃个水果如苹果，以及一把混合坚果。他们说，这样可以省下准备食物或是外出就餐的时间。到了下午 5 点半，他们会吃晚饭，并在晚上 6 点吃完，这样进食的时间就是从早上 8 点到晚上 6 点。他们还经常在下午 4 点或是 4 点半左右就把食物放进烤箱来制作晚餐，比如烤红薯，并配上黑豆罐头和大量磨碎的切达奶酪一起吃。我在第 6 章里会提供更多适合居家办公时使用的菜谱，且你只要把这些菜放进烤箱或其他烹饪用具后，就不用再继续盯着了，它们会在你工作或是做其他事情时自然就做好了。

一位曾到我的诊所咨询的女士通过 14/10 轻断食法，把晚餐时间提前，让自己成功减轻体重，并获得健康。她是怎么做的呢？

这位女士刚来咨询时体重超标，自述吃糖上瘾。她的肩部和背部都有炎症，医生给她开了类固醇类药物，但这使她的体重进一步增加。在实行 14/10 轻断食法前，她的日常饮食会从早上 7 点喝一杯加奶的茶开始，到晚上 10 点睡前吃一块黑巧克力结束。实行 14/10 轻断食法后，她用由亚麻籽、开菲尔及莓果制成的混合奶昔当早餐，代替了过去的奶油面包、加了蜂蜜的豆奶。同时，她把午餐当作主餐，并在晚上 6 点再吃点儿简单的晚餐。这一进食调整使她的体重很快就开始下降了。因为当她每天晚上 6 点吃完了晚餐并停止进食后，她自然就不会像以前一样在晚上喝大杯鸡尾酒，接着又饱餐一顿，还享用点心。她说，早一点儿吃主餐，晚上就不会那么饿。

在 3 个月的时间里，她的体重从 77 千克降到了 68 千克，身体的疼痛也减轻了，她还和医生商量把治疗炎症的类固醇类药物减量。此外，她的血脂也降低了，她不用再吃他汀类药物来调整血脂了。

做好最后的准备工作

在实行 14/10 轻断食法前，我们要进行最后的准备工作，你可以在开始断食前参照下面的列表准备所需的东西。

- **水：**可以准备不含气泡和含气泡的两种水。其中，不含气泡的水在平常喝，含气泡的水可为特别的场景准备，比如聚会时用来增添点儿花样。

- **黑咖啡或红茶：**你可以在不太疲劳的时候喝。

- **绿茶：**它含有少量能提神的咖啡因。

- **白茶：**它含有一些咖啡因和有舒缓作用的 L- 茶氨酸(L-theanine) [1]，即使不加奶或糖也很好喝，口感柔和。

- **某些种类的花草茶：**你可以参见第 8 章的内容。

- **零卡饮料：**比如冰凉茶或是温凉茶。

- **处方药。**

在准备上述东西时，很多人会对断食期间能否摄入咖啡有所疑虑，下面我将为你列出喝咖啡有哪些好处与坏处。让我们先来看一下潜在的好处。

- **提升精气神：**在早晨进食前喝一些咖啡能振奋人们精神，增强活力，并让人们能把断食时间更易

---

[1] 白茶中的 L- 茶氨酸含量比绿茶高，绿茶比红茶高，红茶比咖啡高。请根据你的身体情况来选择合适的饮料。

延长到上午更晚些的时间。

- **获取能抗癌的多酚**：我们在前文中提到了多酚抗癌的特性，你能从很多蔬菜水果中获取它。

- **改善身体自噬的效果**：自噬是身体清除衰老的细胞、修复器官的过程。若要具体分辨是哪种成分在发挥作用，其实是多酚而不是咖啡因。

在了解完潜在的好处后，让我们再来看一看该类饮料潜在的负面影响。

- **造成紧张、焦虑**：空腹饮用时可能会造成神经紧张、焦虑等症状。

- **脂肪堆积**：可能会引起应激激素皮质醇的水平升高，导致腹部脂肪的堆积。对于压力本来就很大的人来说，这会雪上加霜。

- **影响睡眠**：对于一些敏感的人群，咖啡因在血液中最长能停留 40 小时，停留时间的长短取决于个人代谢的快慢。因此，午后就不要再喝含咖啡因的饮料了。

● **通便:** 但请你仔细考虑一下自己有没有这方面的需要。

对照上面的清单，你可以衡量一下利弊再做决定。回想一下，当你空腹喝黑咖啡之后，你会出现心跳加速、轻微发抖、焦虑加重等症状吗?

我在诊所里见到过很多工作压力很大的人，对其中一些人而言，黑咖啡会增加他们的压力，反而姜茶之类的花草茶更适合他们，哪怕是绿茶都比咖啡要好。而且绿茶含有咖啡因，能帮助人们提神醒脑，同时也含有能帮助人们放松和减压的 L- 茶氨酸。

THE 10-HOUR DIET
轻断食知识卡

断食期间哪些食物不应该碰

- 加糖或加奶的茶或咖啡。

- 零卡汽水，因为里面的人工甜味剂会让你感到更饿。

- 葡萄酒、啤酒或者任何酒精饮料。

- 营养补充剂。

- 孩子们的剩饭、孩子们四处留下的零食。

- 别人的零食或是饮料，一口也不行。

- 椰子水、青汁、康普茶（一种带气泡的发酵茶）
  等。你不能因为它们被认为是健康食品或你只喝
  了一点儿，就觉得可以在断食期间喝它们。

○─────── THE 10-HOUR DIET ○

　　研究人员对人工甜味剂，如阿斯巴甜、三氯蔗糖等一直
存在着争议，并怀疑它们会增加人们的饥饿感，从而增大人
们发胖和患上 2 型糖尿病的风险。而且动物实验已经表明，
人工甜味剂会破坏肠道菌群，这被称为"生态失衡"，可能
会导致人们持续感到饥饿。保险起见，如果你想减肥或保持
健康，就要避免摄入人工甜味剂。

　　实行 14/10 轻断食法时，让断食达到最佳状态也很关
键。在这种状态下，断食能促进身体的修复，同时不会给身
体造成很大的负担。这就是为什么我不断提醒你 14/10 轻断
食法的个性化很重要，因为它能确保你选择的是确实适合自
己的方式。

下面让我们进入第 6 章，看看有哪些菜是可以简单且快速地做好的，以保证你能按时吃饭。

THE 10-HOUR DIET

第 6 章

健康快手菜
丰富你的饮食选择

在选择食物时，
无论什么时候，
只要你选择的是"活性"的食物，
你就是在提升食物的品质。

在这一章中，我将向你分享一些由我设计的、适合在实行 14/10 轻断食法时吃的快手菜。这些快手菜不仅能为你补充能量，还能让你早点儿吃上饭，让进食时间最晚在晚上 8 点就结束。

我发现，要想在一天中早点儿吃完大部分食物，关键是要能很快地做好饭。但我不想让你吃那些常见的、过度加工的垃圾快餐。我希望帮你解决早点儿吃饭的问题，并让你不去吃这些从营养角度来看不适合出现在餐桌上的食物。因此，我的菜谱中包含了一些做法简单方便、能填饱肚子又有益健康的菜品。

就像前面说过的，你若想借助 14/10 轻断食法改善身体健康状况，只需要注意进食时间，所以如果你决定继续吃原来常吃的食物，那也没问题。不过，如果你想让 14/10 轻断

食法的效果更明显，那么我建议你在遵守 10 小时进食、14
小时断食的同时，可以提升食物的品质。

健康喂养你的肠道菌群

现在人们已经知道，**肠道菌群，也就是生活在消化系统
中的数万亿细菌，是人们保持健康的关键**。肠道菌群可以持
续不断地跟免疫系统和大脑相互作用，还会影响饥饿激素的
分泌，所以选择健康的食物来喂养这些有益菌非常重要，这
样它们才能蓬勃生长，维持身体其他系统的健康。

在 14 小时断食期间，你体内的肠道菌群会以一种健康
的方式繁殖、生长，能减轻你的饥饿感，使得身体免疫系统
能更平和且有效地工作。这就像是种新草坪时不能让人踩踏
一样，肠道菌群也需要暂时摆脱食物的作用，这样才有机会
生长壮大。

同时，你也可以通过食用多种多样的植物性食物及特定
的"活性"食物来促进肠道菌群的生长。本章的菜谱就包含
了许多能起到这种效果的食物。

　　我所说的食物多样性指的是要囊括蔬菜、水果（新鲜或冷冻的）、香草（新鲜或晒干的）、香料、坚果、种子、豆类和特级初榨橄榄油，这些食物颜色丰富且富含纤维素。植物的颜色来源，即多酚，植物的结构，即纤维素，都是促进肠道菌群生长的关键。因此，如果你正在吃面包夹奶酪，那你可以再吃一个又甜又多汁的苹果来获取果胶，或是吃点儿加了浆果的活菌酸奶来获取多酚。

　　如果你很喜欢吃谷物，那你可以尝试一下不同种类的谷物，而不是老吃小麦。大自然中有许多营养美味的谷物，比如藜麦、黑米和红米等。为了让你逐渐增加植物性食物的摄入种类，我在本书的最后提供了一份自己设计的、用于增加食物多样性的表格，你可以把每周吃过的不同植物性食物写在表格里。如果可以，请你尽量每周尝试吃 30 ～ 60 种植物性食物。

　　在选择食物时，无论是什么时候，只要你选的是"活性"而不是"没有活性"的食物，你就是在提升食物的品质。在选择乳制品时，你可以查看乳制品的配料表，看看里面是否加入了有益菌，比如看酸奶里面有没有乳杆菌或双歧杆菌之类的成分。你也可以简单地通过查看食物配料表或其他标签上有没有包含"活性"的字样来选择食物。许多发酵食品上都写了"活性"的字样，但是没有具体写包含哪些活菌，事实上，这可能是一件好事，因为这意味着每个批次的发酵食品都有各种各样无法被准确列出的活菌。买奶酪时，我们则要看产品上有没有标注"未经加工"或是"未经巴氏消毒"等字样，因为有这样字样的奶酪能给你的消化系统提供大量健康的有益菌，像是帕尔梅桑干酪、曼彻格奶酪、孔泰奶酪、格鲁耶尔奶酪、法国羊乳干酪都属于这类发酵食品。现在，你甚至还能在部分超市里买到未经巴氏消毒的黄油，也能买到天然酵母面包而不是普通面包，而天然酵母面包中也含有益菌。

如果你以前有一些健康问题，那你需要给肠道菌群提供大量活性食物和种类丰富的植物性食物（如豆类、谷物、种子、坚果），它们可以帮助你改善消化系统和免疫系统的健康状况，并增强你对更多食物的耐受性。

另外一些你可以留意的健康食品包括康普茶、开菲尔以及泡菜（来自亚洲的发酵蔬菜）或德式酸菜（味道浓郁的东欧发酵卷心菜），你一般能在超市的冷藏食品区或健康食品商店里买到它们。如果你购买的食品不是在冷藏区存放的，而是放在常温货架上的，这意味着你挑选的食物可能是"死"的食品，这时你要看食品标签上有没有"发酵"字样，如果有，就意味着该食品含有活菌。发酵与腌制有所不同，腌制的食物被保存在调味品里，是没有活性的。

手把手教你做快手菜

我在下面提供的菜谱对实行 14/10 轻断食法是非常实用的，其中有些食物还便于携带，方便你在外出或是很忙的时候吃。

- **能代替晚餐的下午茶:** 下午茶是一项绝妙的发明，它基本就是一顿不需要怎么烹调就能很快端上桌的饭菜，我希望能推动它在快节奏生活中再度流行起来。在德国，很多人一天只吃一顿热饭，且一般选择在中午吃，而他们的下午茶就相当于晚餐，是晚上 6 点左右吃的。下午茶很方便，很适合 14/10 轻断食法。所以，如果你在中午已经吃了一顿热气腾腾的午餐，晚餐就不用搞得很复杂了。你可以从奶酪、鸡蛋、冷盘，还有罐装的蔬菜、配菜沙拉或是汤中选择与搭配，从而摄取各种各样的食物。尽管我后边提供的下午茶菜谱是为晚餐设计的，但你也可以拿来当午餐，因为这些菜式很灵活，许多都只需要简单准备一下就好了。

- **杂烩菜：** 这是一种适合一两个人吃的烩菜，做起来很方便，可以当午餐或晚餐。

- **奶昔：** 人们有时候会急需一些奶昔，用来代替三餐或零食。如果你没有时间准备更复杂的菜，此时喝杯奶昔就可以帮你快速补充大量营养，只不过大部分奶昔的制作都要用到搅拌器。

- **早餐：** 谁说早餐一定要在早上吃？如果你是一个就餐习惯比较传统的人，早上吃早餐当然可以。不过，世界各地的人会把各种各样的食物当早餐，从扁豆汤到米饭、咖喱等等，所以想吃什么就吃什么吧。若是想用剩菜淋上辣椒酱当早餐，你大可一试。若是想吃麦片粥或油炸食品等传统的早餐品类，没问题，你想在哪餐吃就放在哪餐吃。有时候，我会很想来一碗含有大量多酚的巴西莓果碗（后面有菜谱）。而且巴西莓果碗是我在中午已经吃过热菜的前提下，最爱的快手晚餐之一。

- **热菜大餐：** 这类菜含有搭配了各种配菜的烤肉，适合招待一群人，也可以作为周末中午的大餐，

或和家人一起享用的晚餐。这类菜的大部分在制
作时只需要把买回来的食材烤熟就可以了，没吃
完的留到下一顿继续吃也很美味。

- **饮料:** 你在吃饭的时候会需要它们，它们也可以
帮助你断食。

能代替晚餐的下午茶

下面，我将会为你准备 9 个能代替晚餐的下午茶的食
谱，你可以根据自己的喜好选择并制作，希望这能帮你更好
地应对实行 14/10 轻断食法期间的晚餐。

烟熏三文鱼吐司	Lemon+dill creamy salmon on toast

按照下列方法制作的酱料可以涂抹 4 片吐司。

配料:　　200 克奶油奶酪。
　　　　　　50 克烟熏三文鱼。
　　　　　　1/4 茶匙莳萝（另外准备一点儿用来装饰）。
　　　　　　大量的黑胡椒粉。
　　　　　　1 个柠檬挤出的汁水。

一些芝麻菜。

按个人口味选择一两片天然酵母吐司。

小块的黄油，每片吐司放 1 块。

做法： 把奶油奶酪、烟熏三文鱼、莳萝、黑胡椒粉和柠檬汁放在搅拌器中搅打均匀。

烤天然酵母吐司，按照每人 2 片的量制作。

把黄油涂在吐司上，等黄油慢慢浸到吐司里后（好香!），再铺上几片芝麻菜，抹上三文鱼奶酪酱，撒一点儿莳萝做装饰。

斯佩耳特小麦夹心饼干 / Egg mayo with watercress on spelt crackers

该菜谱为 1 人份。

配料： 2 个水煮蛋，你可以提前煮好并保存在冰箱里。

1 勺上好的蛋黄酱，最好用橄榄油做。

2 片斯佩耳特小麦饼干。

少许海盐。

1 小盒豆瓣菜（别名西洋菜）。

做法：　清水煮蛋，煮 8～10 分钟，煮到全熟。你可以
提前把蛋煮好，也可以现做。如果是后者，你需
要把蛋煮好后先用冷水冲，再剥去蛋壳，随后把
蛋放在碗里，与蛋黄酱和海盐一同捣烂。
把混合了鸡蛋和蛋黄酱的酱料涂在饼干上，撒上
切好的豆瓣菜。

沙丁鱼配烤甜椒吐司	Sardines on toast with roasted red peppers

该菜谱为 1 人份。

配料：　1 片你喜欢的吐司、1 小块黄油、少许黑胡椒粉。
100 克用橄榄油浸泡的沙丁鱼罐头。
少许用橄榄油烤的甜椒条。你可以买罐装的烤甜
椒并放在冰箱里备用，这样很方便。

做法：　把吐司烤一烤，抹上黄油。
用叉子把沙丁鱼捣烂，将沙丁鱼肉连带富有营养
的鱼骨头一起铺在吐司上。在吐司上放几块烤甜
椒条。
撒上少许黑胡椒粉，趁热享用。

| 英式焗豆吐司 | **Baked beans on toast with Worcestershire sauce and cheddar** |

该菜谱为 2 人份。

每个英国人都会做这道下午茶，外国读者可能不知道，让我来告诉你它的做法。

配料： 400 克焗豆罐头。

按每人 1 块的分量准备黄油。

烤好的厚切天然酵母吐司。

少许伍斯特酱，这是一种咸鲜味道的发酵酱料。

磨碎的熟透的切达奶酪。

做法： 用煎锅加热焗豆。

烤吐司，并抹上黄油。

把焗豆铺在吐司上。

洒上一点儿伍斯特酱。

撒上少许熟透的切达奶酪碎。我喜欢熟透的切达奶酪，因为它味道更浓郁，可以给味道有点儿寡淡的焗豆增添风味。

奶酪酸黄瓜吐司	Cheese on toast with gherkins

该菜谱为 1 人份。

我喜欢选用更优质的食材，让奶酪吐司变得更健康。因此，我们可以用富含各种坚果、种子和纤维素，如亚麻籽和车前籽壳，以及各种谷物的面包，来代替精制白面包；用未加工、未经巴氏消毒的奶酪如曼彻格奶酪和格鲁耶尔奶酪代替加工过的奶酪。我很喜欢在冰箱里备上一些酸黄瓜并将其放在这道菜里。酸黄瓜含有益菌，对健康很有好处，家里没有新鲜蔬菜的时候可以用它。

配料：　一两片吐司，且尽量用含有大量谷物、坚果和种子的吐司。

涂吐司的黄油。

每片吐司搭配 75 克未经巴氏消毒的奶酪，比如曼彻格奶酪或格鲁耶尔奶酪。

每片吐司搭配几片酸黄瓜。如果找不到有营养且含有益菌的酸黄瓜，也可以用醋泡黄瓜代替，以增添食物的风味，帮助你获取纤维素。

做法：　稍微烤一下吐司，涂上黄油。

把奶酪片放在吐司上，若有烤箱，可使用烧烤挡来烤吐司，烤到奶酪冒泡即可。注意烤的时间，有时候只要几分钟，这取决于烤箱的火力大小，而且很容易烤糊。

把吐司取出来，放上酸黄瓜片，尽情享用。

注意：如果你有三明治机，并想吃有封边的三明治，你可以把奶酪和酸黄瓜放在 2 片涂了黄油的吐司中间，随后用三明治机来做这道菜。

干酪吐司配烟熏辣椒	Rarebit with Gruyère and smoked chipotle sauerkraut

该菜谱为 1 人份。

这份菜谱是为那些喜欢浓郁奶酪味道的读者准备的。我喜欢在这样的餐点上加入新鲜的酸菜，因为酸菜含有维生素 C 和益生菌。我在这个菜谱中加了一种我最爱的酸菜——烟熏墨西哥辣椒，你也可以在超市的冷藏食品区、健康食品商店或者网上买任何新鲜的酸菜。

配料： 2 片天然酵母吐司。

75 克格鲁耶尔奶酪，磨碎。

1 汤匙法式芥末酱。

1 汤匙伍斯特酱。

4 汤匙酸菜。任何酸菜都可以，要是你能买到烟熏墨西哥辣椒，你可以试试，它真的很好吃。

做法：　稍微烤一下吐司。

把奶酪碎、法式芥末酱和伍斯特酱放在碗里，用叉子搅匀。

把搅匀的酱抹在烤过的吐司上，随后将吐司放进烤箱烤约 5 分钟，或是烤到奶酪融化并开始冒泡。

放上酸菜，开始享用！

"士兵"吐司	Boiled eggs with soldiers

该菜谱为 1 人份。

这道下午茶完美体现了简单食材的美味。为了保证摄入一定的纤维素，你可以在吃完之后再吃个富含果胶的苹果，或是富含维生素 C 的奇异果、蜜橘。英国人把长吐司条叫作"士兵"（soldiers），这种吐司很适合拿来给孩子蘸蛋黄吃，当然成人也可以这样吃。

配料：　2 个水煮蛋。

2 片吐司。各种各样的吐司都可以，不过天然酵母白吐司是最完美的。

1 小块黄油。

少许海盐。我喜欢片状的莫尔登海盐。

做法： 把鸡蛋放在开水中闷 6 分钟拿出来，并放在蛋杯
上。此时蛋白应该是凝固的，蛋黄是半流动的。

稍微烤一下吐司，涂上黄油。

把吐司切成 2 厘米宽的长条。

剥去鸡蛋上方 1/4 处的蛋壳，向鸡蛋里撒上少许海盐。

用吐司蘸蛋黄吃，蛋白也一起吃掉。

鹰嘴豆泥皮塔饼	Beetroot and lemon humus on warm pitta

该菜谱可以做 6 大份，做好的菜可以在冰箱里存放 2～3 天。

配料： 4 个中等大小的甜菜根，你可以在超市里买到煮
熟的甜菜根。

400 克鹰嘴豆罐头。

1 汤匙芝麻酱。这是用芝麻做的酱，一般在超市
的"世界美食"货架或者不含过敏源的食品专柜
可以找到。

2 个柠檬挤出的汁水。

5 汤匙特级初榨橄榄油。

半茶匙海盐。

少许黑胡椒粉。

按照每人 1 片的分量准备皮塔饼。

做法： 把除皮塔饼之外的所有材料放到大功率的搅拌器中搅打均匀。

用烤箱加热皮塔饼。

把搅匀的酱料舀到大碗里，每个人根据自己的口味将其抹在热皮塔饼上吃。

石榴加冕鸡	Coronation chicken with pomegranate

该菜谱为 2 人份。

配料： 2 汤匙特级初榨橄榄油。

1 个洋葱，去皮切碎。

3 根西芹，切碎。

1 茶匙姜黄。

1 茶匙孜然粉。

2 小份冷鸡肉，可以用没吃完的烤鸡肉或是 2 份
鸡腿肉。

1 个罐装墨西哥辣椒，切碎。

240 毫升开菲尔。

半个青柠挤出的汁水。

少量新鲜的香菜末。

1 把石榴籽。

少许海盐。

1 个小生菜。

做法： 把油倒入平底锅中，用小火加热，放入洋葱碎、
西芹碎、姜黄和孜然粉，不时翻炒一下。8～10
分钟后，等洋葱变得半透明、有点儿焦黄时，关
火，把配菜晾凉。

把炒好的配菜和鸡肉混合在一起，加入墨西哥辣
椒碎。

倒入开菲尔和青柠汁，加入香菜末，撒上石榴籽
和海盐。

放在冰箱里备用或是现做现吃。你也可以把这道
菜放到小生菜叶里包着吃。

以上就是我为你准备的 9 道下午茶。接下来，你将看到
适合一两个人食用的杂烩菜菜谱，做法依旧非常简单。

杂烩菜

当你想一个人简单吃些饭，或是与一位朋友、同住的室友快速吃上一顿富有营养的饭时，以下 3 个杂烩菜菜谱可以帮上你。

味噌煎豆腐	Crispy tofu with miso and broccolini

该菜谱为 1 人份。

配料： 150 克有机嫩豆腐。

1 汤匙玉米淀粉。

少许海盐。

4 汤匙特级初榨橄榄油。

240 毫升高汤（鸡汤或素汤）。

1 茶匙蒜蓉。

1 茶匙姜蓉。

60 克米粉。

1 小把西蓝花。

1 茶匙味噌酱。

少许酱油。

少许小葱，切末。

1 个新鲜的红辣椒，切丁。

1 汤匙泡菜，作为配菜（可选）。

做法： 豆腐切块，用厨房纸巾轻轻擦干表面的水分。

把玉米淀粉倒到盘子里，加点儿海盐。

每块豆腐都均匀裹上加了海盐的玉米淀粉。

锅里倒油，开中火，炒锅和煎锅都可以，然后把沾有玉米淀粉的豆腐煎到微微焦黄。

用漏勺把豆腐捞出来，放在厨房纸巾上沥干油备用。

向有油的锅里加入蒜蓉和姜蓉①，小火炒几分钟。

向锅中倒入高汤并煮沸，转小火焖煮，随后下入米粉，煮 2 分钟。

放入西蓝花。如果西蓝花太长，可以把它切成两段，然后放入锅中，煮 1 分钟。注意，西蓝花只需要稍稍烫一下，这样吃起来的口感会是脆的。

倒入大碗中，摆上豆腐块，加味噌酱和几滴酱油。

撒上小葱末和辣椒丁，配上泡菜一起吃。

---

① 现在越来越多的超市开始卖蒜蓉和姜蓉，它们一般会被放在"世界美食"货架上，跟印度菜原料摆在一起。蒜蓉和姜蓉开封之后可以放冰箱保存。来不及剥蒜、切姜或者家里没有新鲜大蒜和生姜的时候，可以用蒜蓉、姜蓉来简单代替。

墨西哥风味杰克薯仔	Jacket potato, black beans and avocado with chipotle

该菜谱为 1 人份。

配料： 1 个大土豆，注意是白心土豆。
1 块黄油。
1 团希腊酸奶。
200 克辣酱黑豆罐头。
1 汤匙墨西哥辣椒酱，它有种好闻的烟熏味。
半个牛油果。剩下半个可以捣碎后放冰箱里保存，并滴上几滴青柠汁防止变色，等待下次抹在吐司上吃。
少许海盐。
半个青柠挤出的汁水。

做法： 把土豆洗干净，用刀戳几下，防止烤的时候爆裂。把烤箱调至 200℃并将土豆烤 45 分钟到 1 小时，或是烤到土豆熟透、外皮焦脆。具体烤多长时间取决于土豆的大小。
中火加热辣酱黑豆 2～3 分钟。
把牛油果切成条。
在一个小碗中把希腊酸奶和墨西哥辣椒酱混合均匀。
把土豆切成两半，抹上黄油，放上辣酱黑豆和酸奶辣椒酱，将牛油果条摆在周围，洒上一点儿青柠汁，撒少许海盐。

119

华尔道夫沙拉配 熏鲭鱼	Waldorf salad and smoked mackerel

该菜谱为 2 人份。

配料：　1 个苹果，去核切小块。

2 汤匙核桃仁。

2 根西芹，去头去尾，切成条。

2 汤匙原味酸奶。

2 汤匙蛋黄酱。

1 汤匙辣根酱。

少许海盐。

少许黑胡椒粉。

2 片熏鲭鱼。你可以在超市的冷藏区买到它。

做法：　把苹果块、核桃仁和西芹条放在碗里。

把原味酸奶、蛋黄酱、辣根酱、海盐和黑胡椒粉
混合搅匀。

把混合的酱料倒在果蔬上面，搅拌均匀。

放上熏鲭鱼，尽情享用。

加泰罗尼亚番茄酱	Catalan Ketchup

这种酱可以在冰箱里保存 2～3 天。它可以与烤蔬菜、烤

肉或烤鱼搭配，也可以淋在你想要吃的杂烩菜上。

配料：　　2 个泡在橄榄油里的红彩椒。

1 个中等大小的西红柿。

1 瓣大蒜，去皮。

2 个罐装的墨西哥辣椒。

1 茶匙烟熏辣椒粉。

1 勺特级初榨橄榄油。

1 大汤匙碎杏仁。

做法：　　把这些材料放进搅拌器中搅拌均匀。

下面，我会帮助你搭配每餐的食物（见表 6-1 和表 6-2）。

表 6-1　富含蛋白质、优质脂肪的食物和蔬菜、水果搭配表

富含蛋白质的食物	富含优质脂肪的食物	蔬菜、水果
1 盒三文鱼罐头，滴上几滴柠檬汁，撒上海盐	1 把核桃碎	1 大把沙拉混合蔬菜，几个洋蓟（来自洋蓟罐头）
1 块草饲牛排，淋上青柠汁，撒上海盐	1 把巴西坚果碎	1 把芝麻菜、1 小把香菜末

续表

富含蛋白质的食物	富含优质脂肪的食物	蔬菜、水果
罐装橄榄油吞拿鱼，配青柠汁和罐装墨西哥辣椒	1 汤匙熟松子仁	1 大把菠菜、几个橄榄
半罐鹰嘴豆、1 瓣大蒜（切末）、1 个红洋葱（切丁）、少许盐和西班牙香肠碎，一起煎	1 小把杏仁碎	黄色的彩椒（切片去核），几个熟透的番茄（切片）
半罐绿扁豆，配 1 勺番茄干、1 个小红洋葱（切丁生吃）、少许海盐	1 小把用盐和辣椒末炒香的南瓜子，或者普通的南瓜子	1 大把豆瓣菜和 1 把石榴籽
甜菜根和柠檬鹰嘴豆泥（参见前面的皮塔饼菜谱）	一些特级初榨橄榄油	1 把莴苣叶、1 把新鲜的欧芹碎、1 根西芹（切碎）
1 片熏鲭鱼	1 个牛油果（切片），配柠檬汁和黑胡椒粉	2 个白色或紫色的菊苣（切碎）、加工好的甜菜根（切片）、1 个橘子或橙子（去皮切片）

表 6-2　发酵食品、酱料搭配表

发酵食品	酱料
1 勺含益生菌的白甘蓝酸菜，（这种酸菜很美味）	3 汤匙开菲尔、1 汤匙橄榄油、半个柠檬挤出的汁水、一小把细香葱（切碎）和少许海盐
1 勺红甘蓝酸菜	3 汤匙益生菌酸奶和 1 茶匙辣椒酱

续表

发酵食品	酱料
几片腌黄瓜	1 茶匙蜂蜜、1 茶匙芥末、2 汤匙橄榄油和 2 汤匙益生菌酸奶
帕尔梅桑干酪碎	大量加泰罗尼亚番茄酱（参见菜谱）
格鲁耶尔奶酪碎	大量香蒜酱和 2 汤匙特级初榨橄榄油（放在一起混合，以增加酱料的流动性）
1 勺含有益生菌的泡菜	1 茶匙芝麻酱、3 汤匙益生菌酸奶、半个柠檬挤出的汁水和少许海盐
1 勺墨西哥辣椒泡菜（也可以把泡菜汁倒一点儿到沙拉上，会很好吃）	2 汤匙橄榄油、1 汤匙红酒醋、1 茶匙法式芥末酱和少许海盐（混合成油醋汁）

　　表 6-1 和表 6-2 是这样用的：你需要从每一类食物中各选一种，搭配成新颖又美味的菜品。搭配原理也很简单，即用富含蛋白质和优质脂肪的食物来饱腹，用含天然色素的蔬菜和水果来补充维生素，用发酵食品提供身体所需的有益菌和天然营养，用各种酱料让食物健康又美味。

　　这两个表格最初是为几年前找我咨询的一位女士设计的。这位女士不喜欢做饭。几十年来，她虽然非常注意食物的热量，吃的也都是低脂方便食品，但她的肚子上却有一圈赘肉。她使用了各种节食方式，赘肉却始终减不掉，这让她非常苦恼。后来，她因为高血压的问题来找我咨询。在此之前，医生曾给她开了降压药，但是药物的副作用太大，令她的身体无法承受，她需要找到其他方式来改善健康状况。

她很想改变自己的饮食方式，但是她跟我说自己不会做饭。我意识到，虽然她不会做饭，但她也肯定知道该怎么买食物，于是我决定给她列出一个食物表格，帮助她更好地搭配每一餐。

我还记得她第一次按照表格采购回食物后，给我发来一张冰箱内部的照片——从上到下摆满了五颜六色的天然食材！其实搭配好每一餐并不复杂，你只需买各种各样的沙拉、健康的罐装食品，然后学着自己组合搭配就好了。

大约 3 个月后，她成功减掉了肚子周围的赘肉，血压也下降到正常水平，她从此停掉了降压药。

营养奶昔

以下是我为你准备的营养奶昔食谱。这些奶昔可以拿来当方便营养的早餐、外带的便携餐或是提前预备的零食。

亚麻籽蓝莓奶昔　Flax and blueberry shake

该菜谱需要使用搅拌器。

配料：　200 毫升无糖有机豆奶。
　　　　　 1 汤匙磨碎的亚麻籽。
　　　　　 1 把冻蓝莓。
　　　　　 半个香蕉。

做法：　把所有的材料放到搅拌器中搅打均匀，直接享用。

奇亚籽百香果奶昔　Chia and passionfruit shake

该菜谱需要使用搅拌器。

配料：　200 毫升有机全脂牛奶或无糖有机豆奶。
　　　　　 2 个百香果的果肉。
　　　　　 1 根香蕉。
　　　　　 1 汤匙奇亚籽。

做法：　把所有的材料放到搅拌器中搅打均匀，直接享用。

巧克力奶昔	Chocolate milkshake

该菜谱可不使用搅拌器。

配料: 200 毫升无糖有机豆奶。

1 茶匙可可粉。

1 汤匙亚麻籽。

1 块冰块。

1 根香蕉（可选）。

做法: 这款奶昔是给没有搅拌器的读者准备的。你只需要把可可粉和亚麻籽放入豆奶中搅拌均匀。你也可以根据自己的喜好来加冰。

如果你有搅拌器，那你就把所有的材料放进搅拌器中搅打均匀即可。若你在奶昔中加入 1 根香蕉，奶昔会变得更甜一些。

奇亚籽樱桃杯	Chia and cherry pot

该菜谱需要使用搅拌器。

配料: 240 毫升开菲尔。

126

1 把冻黑樱桃。

35 克奇亚籽。

少许枫糖浆（可选）。

做法：　把所有的材料放到搅拌器中搅打均匀，直接享用。只不过这道美食要用勺子舀着吃。

需要注意的是，现在坚果奶越来越受人们的喜爱，不过大多坚果奶的营养价值比不上动物奶，价格也会更高。因此，你可以选自己最爱喝、价格也最实惠的奶。

如果你想用别的奶来代替动物奶，我一般会用豆奶，因为它的蛋白质含量相对较高，能比杏仁奶或榛子奶等坚果奶带来更持久的饱腹感。如果可以，请你尽量选无糖有机豆奶，这样你可以避免摄入额外的糖分，也不用担心普通豆奶可能存在的转基因问题。

高蛋白奶昔

下面两款奶昔可以作为健身之后的早餐或是晚餐的代

餐，因为它们每一款都含有 20 克左右的蛋白质，这可以让你在好几小时里都不会感到饿。同时，这两款奶昔选用的材料也是纯天然的食物，不含有加工而成的蛋白粉。

无敌猕猴桃奶昔	Super kefir and kiwi shake

这款奶昔很适合在运动后喝，不过你也可以在你喜欢的用餐时间喝。这款奶昔中的椰子水含有电解质，电解质是身体中维持神经系统功能的重要物质。当人们出汗时，部分电解质会随之流失，而这款奶昔可以为你补充所需的电解质。此外，该奶昔中的抹茶粉含有抗氧化剂，可以修复人体的肌肉损伤；猕猴桃则富含维生素 C，对维持免疫系统和结缔组织的健康起着关键作用。

由于含有开菲尔、豆奶和亚麻籽，这款奶昔的蛋白质含量很高，约 20 克，有助于你增肌和减轻运动后的肌肉酸痛，还能增强饱腹感。

配料： 125 毫升椰子水。

1 茶匙抹茶粉。

2 个去皮的猕猴桃。

35 克亚麻籽。

240 毫升牛奶开菲尔。

100 毫升豆奶。它可以降低奶昔的稠度，并提供更多蛋白质。

做法：　把所有的食材放到搅拌器中搅打均匀，直接享用。

豆奶果仁奶昔	Soya and seed shake

这款奶昔中的豆奶和混合坚果、果仁能提供 17 克蛋白质，而可可粉和树莓都含有强抗氧化剂，香蕉则能增加奶昔的甜味，并补充电解质。

配料：　240 毫升豆奶。
　　　　35 克混合坚果、果仁碎。
　　　　1 小把冷冻或新鲜的树莓。
　　　　半根香蕉。
　　　　1 汤匙可可粉。

做法：　把所有的食材放到搅拌器中搅打均匀后享用。
　　　　需要注意的是，现在无论是平价超市还是高档超市都会售卖各式混合坚果，我能想到的就有由巴西坚果、亚麻籽和杏仁混合的坚果，或者由葵花子、南瓜子和芝麻混合的坚果，此外还有许多其

他的搭配。你可以根据自己的喜好换着吃，增加
食物的多样性。

早餐

如果你不知道早餐吃什么比较好，那你可以试试我接下
来为你提供的 4 个菜谱，帮你开启活力满满的一天。

什锦麦片粥	Bircher muesli

该菜谱为 3 人份。

配料：　　125 克燕麦片。

2 个橙子榨出的汁水。

400 毫升希腊酸奶或者开菲尔。

1 汤匙亚麻籽粉。

1 汤匙核桃碎。

1 个苹果，去核并磨碎。

1 小把石榴籽（可选）。

一点儿苹果汁（可选）。

做法： 把所有的食材放到碗里，搅拌均匀，然后盖上盖
子，冷藏过夜，等吃的时候再拿出来。
做好的麦片粥可以在冰箱里保存 2～3 天。如
果麦片变得有点儿干，比如制作时加的是很浓
的希腊酸奶而不是稀一些的开菲尔，就可能会
发生这样的情况，此时你可以加一点儿苹果汁
进去。

巴西莓果碗	Acai bowl

该菜谱为 1 人份。
你可以拿来当早餐、午餐或晚餐，什么时候吃都可以。

配料： 100 克巴西莓果果泥，你可以在超市和健康食品
商店买到。
半根香蕉。
一点儿坚果奶（或牛奶、羊奶等动物奶）。
一团希腊酸奶。
1 茶匙花生酱。
1 把核桃碎。
1 把低糖即食麦片。
少许可可碎。

1 个猕猴桃，去皮切片。

做法： 把未解冻的袋装巴西莓果果泥、半根用来增甜的香蕉和一点儿用来稀释的坚果奶，一起倒入搅拌器中，搅打成紫色的糊状物。

把混合的果泥倒入大碗中，舀上希腊酸奶、花生酱，并撒上核桃碎、低糖即食麦片、可可碎，再放几片猕猴桃，即可开始享用。

树莓开心果麦片粥	Raspberry and pistachio silky porridge

该菜谱为 1 人份。

我曾经和几位五星级酒店的大厨共事过，并听过他们热烈地讨论麦片到底要煮几分钟才能得到最可口的稠度。最后的答案竟然是 40 分钟！他们认为，麦片粥一定要煮得很绵滑。一旦你吃过这种煮到绵滑的麦片粥，你就再也不会喜欢其他做法做出的麦片粥了。当然，你可以把加了水的麦片放到微波炉里加热几分钟就吃（不推荐），但你也可以像大厨们一样煮 40 分钟后再享受那绵滑的口感（推荐）。要是你想晚点儿吃早餐，延长断食的时间，或许煮40 分钟就可以帮你实现这个目标！我保证，在你饥肠辘辘

地要开启 10 小时进食时，第一口吃到的是煮得绵滑的麦
片粥，会让你觉得这 40 分钟及其他的一切都是值得的！
有时候我会用电饭煲来煮麦片粥，并煮 40 分钟，因为电
饭煲比炖锅好清洗。

配料： 每人 30 克麦片。

240 毫升水。是的，就是加水，因为牛奶煮这么
长的时间会凝结。当然，如果你喜欢牛奶麦片，
可以在吃的时候再加点儿牛奶。

少许海盐。

一点儿开心果碎。虽然开心果比较贵，但是它很
好吃。在这里，你只要放 1 勺就够了，这能让你
更有饱腹感。

1 勺树莓果酱。树莓和开心果搭配在一起很好吃。

做法： 把麦片、水和少许海盐放入炖锅里。

水烧开后转小火，斜盖着盖子让水汽逸出并煮
40 分钟。如果你有电炖锅或电饭煲，也可以按
照这些厨具提供的说明来煮。

煮好之后关火，将麦片盛入碗里，上面加开心果
碎、树莓果酱，淋上牛奶。

| 英式抗氧化早餐 | Antioxidant English breakfast |

该菜谱为 2 人份。

关于英式早餐的负面报道太多了，但我在这个菜谱中用到了各种各样的蔬菜，比如西红柿、蘑菇、西葫芦和芝麻菜等，能让你获取大量的抗氧化剂，抵消培根中含有的硝酸盐带来的不良影响。若食物中含有大量硝酸盐而又缺少新鲜蔬菜来抵消不良影响，这样的食物可能会致癌。

配料： 　4 片烟熏培根（或意式培根）。

一点儿特级初榨橄榄油。橄榄油含有丰富的多酚，能防止油加热时营养被破坏。

1 大把小番茄，切半。

按照每人 1 把的分量来准备蘑菇，任何种类的都可以，并切片。

1 个小西葫芦，去头去尾。

少许海盐和黑胡椒粉。

2 个鸡蛋，打散成鸡蛋液。

200 克罐装辣酱黑豆。

1 把芝麻菜，装盘时用（可选）。

做法： 　用中火干煎烟熏培根直到肉变得焦脆，或者到你喜欢的程度后盛到盘子里。在准备其他材料时，

把盘子放入开小火的烤箱中保温。

用煎烟熏培根的余油煎蔬菜，油不够的话可倒入
少许特级初榨橄榄油。

锅的一边煎小番茄，另一边煎蘑菇，直到蔬菜变
软、微微起皱。若有需要，你可以再加点儿特级
榨橄榄油。随后把煎好的蔬菜跟烟熏培根一起放
在烤箱里。

把小西葫芦切碎，用剩下的油翻炒。油若不够，
就再加一点儿，并翻炒 1～2 分钟，直至西葫
芦熟透，随后撒少许海盐和黑胡椒粉。

在西葫芦中倒入鸡蛋液，翻炒一下，等到鸡蛋开
始凝固时关火，调味。

用微波炉或是煎锅加热辣酱黑豆。

把鸡蛋和辣酱黑豆盛到从烤箱取出的盘子中，并
和其他的菜摆在一起，开始享用。

热菜大餐

我在前文中提到过，在一天中的早些时段享用主餐，能
帮助你更好地控制饮食。那么，这顿主餐应该安排什么食物
呢？不要担心，以下的热菜大餐便能成为你在轻断食期间的
主餐选择。

慢烤苹果鸡	Slow-roasted chicken with apple

该菜谱为 4 人份。

配料： 1 只中等大小的鸡。

1 个苹果。

2 汤匙特级初榨橄榄油。

1 茶匙海盐。

1 茶匙干牛至。

柠檬皮，磨碎。

2 瓣大蒜，去皮捣成泥。

做法： 去掉鸡的外包装，剪掉上面绑着的皮筋，如果有内脏就把内脏清理干净。

把鸡放在烤盘上，在鸡肚子里放 1 个不去皮也不去核的苹果。这样苹果会在烤鸡的时候被烤熟，香甜的汁水会渗入到鸡肉中，增加鸡肉的风味，防止鸡肉变干。

把特级初榨橄榄油倒入杯中，放入海盐、干牛至、柠檬皮碎和大蒜泥，制成调料汁。

把调料汁淋到鸡肉上，按摩一下鸡肉，让鸡肉吸收调料汁，并确保鸡腿、鸡翅和鸡腹部都淋到了调料汁。

把鸡放入预热到 150°C 的烤箱中烤 2 小时。没

错，是烤 2 小时。这道菜是用小火慢慢地烤，经
过上面这些制作流程，鸡肉会烤得外焦里嫩。

在准备上桌前 15 分钟取出烤鸡，并给鸡裹上一
层锡纸保温，静置一会儿，这样鸡肉会非常嫩，
并且能脱骨。

把烤鸡切成几大块，舀出烤盘中的汁水，淋在每份
鸡肉上面，也就是说这道菜不用另外准备酱汁了。

芥汁烤火腿	Mustard glazed gammon

如果配上大量蔬菜，这道菜够 4 人吃。

配料： 750 克火腿。

100 克法式芥末酱。

1 汤匙红糖。

250 毫升苹果汁。

做法： 去掉火腿表面的硬皮，用一把锋利的刀在火腿带
有脂肪的那面划十字花刀，这样火腿上会形成一
些槽，能吸入法式芥末酱和红糖，从而在烤的过
程中形成漂亮的脆皮。

把法式芥末酱和红糖涂抹在整个火腿表面，特别

是带有脂肪的部分。

把一大张锡纸铺在烤盘上，覆盖整个烤盘。随后放入火腿，倒入苹果汁，再把锡纸折过来包裹住火腿，让火腿浸在苹果汁中，这样苹果汁能渗入火腿里。

把烤盘放入烤箱，160℃烤1小时。

1小时后取出烤盘，打开锡纸，把火腿带有脂肪的一面朝上。把烤箱温度调到225℃，再烤15分钟，把肥肉烤脆。

从烤箱中取出火腿，让火腿静置一会儿，这样肉吃起来会更嫩。

把火腿切成片，舀出烤盘中的汁水，淋在火腿片上。

注意：一定要确保火腿完全烤熟，吃夹生的猪肉不安全。

和烤肉搭配的配菜

下面这些配菜可以和上面任意烤肉搭配。

最好吃的脆皮土豆	The world's best crispy roast potatoes

该菜谱为4人份。

配料： 750 克土豆。

无盐黄油。市面上有很多品牌的黄油，购买时只要确定它不含廉价工业氢化油就可以，而那些可以直接用来涂抹的软黄油其实就有这种氢化油。

海盐。

大量黑胡椒粉。

做法： 土豆去皮切块。

把土豆块放入锅中，加入能没过土豆块的水和 1 勺海盐。水煮开后，转小火慢煮。

煮至少 10 分钟后，捞出土豆块沥干。此时土豆块应该外软内硬，你可以用叉子戳一下试试。

下面一步是重点！将锅里的水倒掉后，再把沥干的土豆块放回锅里，加入无盐黄油，盖上盖子，摇晃炖锅，这不仅能让土豆块裹上黄油，还能让土豆块表面变得松散和粗糙，这是让土豆块变得酥脆的关键。

把土豆块放在烤盘上，撒上海盐和大量黑胡椒粉。把烤箱温度调至 220℃，烤 30 分钟，直到土豆块边缘变得焦脆。

即刻享用。在吃这道菜时，你或许会遇到需要让家人或朋友们喝杯酒来缓和就餐气氛的情况，因为他们会为了吃到最脆的土豆块而你争我抢！

| 最简单的烤什锦蔬菜 | **The easiest vegetable tray bake** |

我通常会去超市买一包专门用来炖汤的蔬菜组合包,这种组合包的价钱非常实惠。里面会有 1 个洋葱、1 根韭葱以及几块芜菁甘蓝、胡萝卜和欧防风等根茎类蔬菜。

配料： 　混合根茎类蔬菜。
　　　　　4 汤匙特级初榨橄榄油。
　　　　　少许海盐及大量黑胡椒粉。

做法： 　洋葱去皮切块。
　　　　　韭葱去头去尾,切成 3 厘米长的段。
　　　　　根茎类蔬菜削皮切块。
　　　　　把食材放在烤盘上,淋上特级初榨橄榄油,撒上海盐和黑胡椒粉。把烤箱温度调至 200℃,烤大约 40 分钟,中途取出来晃动一下。
　　　　　用叉子戳一戳,如果蔬菜已经烤得有点儿焦黄,中间也烤软了,就可以吃了。

| 烤胡萝卜红薯条 | **Carrot, sweet potato and crispy leek chip mix** |

这道菜的做法非常简单,用烤箱烤一烤即可。

配料：　2 个胡萝卜。

　　　　1 个大红薯。

　　　　1 根大号的韭葱。

　　　　4 汤匙特级初榨橄榄油。

　　　　少许海盐和大量黑胡椒粉。

做法：　清洗韭葱并去掉头部很硬的部分，再将其切成 3
段，竖着切片。

　　　　把胡萝卜洗干净，去掉头部的部分，切成条。

　　　　红薯去皮切成条。

　　　　把蔬菜放在烤盘上，淋上特级初榨橄榄油，撒上
海盐和黑胡椒粉。

　　　　把烤箱温度调至 200℃，烤 30～40 分钟，等
到胡萝卜条和红薯条都熟透，韭葱片有点儿焦黄
即可。

烤盘烤菜

如果你想吃到既健康，制作起来又简单、便捷的食物，
那么你需要一个合适的厨具来帮助你达成目标，并制作出美
味的食物。烤盘是一个能帮你快速做饭的绝佳工具，如果你
有烤盘，以下的菜谱能派上用场。

烤西班牙辣味香肠	Chorizo, fennel, sweet potato, red onions and butter beans

该菜谱为 4 人份。

这是一道很适合在寒冷冬日享用的大餐，准备起来也很快，烤的同时你还可以做其他事。

配料： 6 根大号西班牙辣味香肠（总共约 400 克），切成大块，每根大概切成 4 块。

1 根茴香，去头去尾，切成 8 段。

1 个红薯，去皮切成条。

1 个甜白洋葱，剥皮切成 8 块。要是没有甜白洋葱，一般的黄皮洋葱也是可以的。

400 克罐装的黄油豆。

一点儿烟熏辣椒粉。

少许海盐和黑胡椒粉。

少许特级初榨橄榄油。

做法： 把西班牙辣味香肠块、茴香段、红薯条、洋葱块和黄油豆平铺在一个大号烤盘上，用烟熏辣椒粉、海盐和黑胡椒粉调味，淋上特级初榨橄榄油。

把烤箱温度调至 200℃，烤 40 分钟。应该烤到红薯条熟透，茴香段变得软烂，所有的菜都浸润在西班牙辣味香肠块渗出的辣椒红油中。
吃的时候盛到碗里。你需要用勺子和刀叉才能把
所有的汁水都舀上来！

| 哈罗米芝士烤土豆 | **Harissa potato with halloumi and green olives** |

该菜谱为 2 人份。

配料：　1 个大土豆，带皮，洗干净后切成小块。
　　　　　1 汤匙哈里萨辣椒酱。
　　　　　1 个红甜椒，去核切成丝。
　　　　　1 个大号的红洋葱，去皮切成 8 块。
　　　　　10 个大绿橄榄，去核，切半。
　　　　　6 瓣大蒜，带皮以避免被烤焦，吃的时候可以用
　　　　　叉子剥开蒜皮。
　　　　　200 克哈罗米芝士，切成 8 片。
　　　　　一点儿姜黄。这是一种中东的香料，香味浓郁，
　　　　　口味柔和，现在在超市里很容易买到。
　　　　　少许海盐。
　　　　　4 汤匙特级初榨橄榄油。

一团鹰嘴豆泥，吃的时候放（可选）。

做法： 把土豆块装在碗里，加入特级初榨橄榄油、哈里萨辣椒酱，搅拌均匀，让所有的土豆块都蘸上酱料，再把它们平铺在大号烤盘里。

加入红甜椒丝、红洋葱块、绿橄榄块和大蒜，上面放上哈罗米芝士片。

撒上姜黄和海盐，均匀淋上特级初榨橄榄油。

把烤箱温度调至 225℃，烤大约 45 分钟，或者烤到蔬菜都熟透，芝士带点儿焦黄。注意，关火前 10 分钟稍微搅拌一下。

把烤好的菜装入盘中，喜欢的话可以加一勺鹰嘴豆泥。

能帮你扛过断食的饮料

当你进入断食时段，你所摄入的一切，包括饮料都应是不含热量的。如果你不知道哪些饮料是可以在断食期间饮用的，你可以从下面的饮料中选择。

- **冰花草茶和气泡水：** 要保证是零卡的，因为有些花草茶热量很高。

- **热花草茶:** 它品种多样，口味丰富，你可以选择
  你喜欢的口味。

- **黑咖啡、红茶、白茶和绿茶等含有咖啡因的饮
  料:** 很适合在早晨开始进食前喝，不过尽量不要
  在下午喝，因为它们会扰乱你的睡眠。

- **用香草泡的水:** 比如薄荷水。

吃对蛋白质让你事半功倍

据英国食品标准局的公式，用你的体重（千克）乘以
0.75，得到的数值就是你每天需要的蛋白质的克数。如果你
的体重是 70 千克，那么你每天需要 52.5 克蛋白质。

**每餐摄入多少蛋白质对人们能否产生饱腹感很重要，因
为蛋白质是消化得最慢的食物，** 如果我们感觉到饱，就意味
着我们不会吃零食！蛋白质也是身体组织、激素以及影响情
绪和睡眠的神经递质的基本组成成分，无论是皮肤、组织、
肌肉、骨骼，还是神经系统，它们的生长都需要蛋白质。

消化蛋白质是要消耗能量的，这个过程被称为"产热"。

由于消化蛋白质比消化其他食物需要消耗更多的能量，所以摄入蛋白质有助于我们减肥。但在过去，蛋白质的作用没有得到人们的重视，它被淹没在其他营养物质的宣传当中，因此我们需要关注蛋白质的摄入。

压力大的人可能需要更多的蛋白质。由于体内所有的激素，包括肾上腺素和皮质醇等压力激素，都是由蛋白质组成的，所以人们在压力大的时候可能需要更多蛋白质。此外，运动员对蛋白质的需求也很大。

常见食物的蛋白质含量

我在下面列出了一些常见食物的蛋白质含量，方便你快速确定需要的食物的量。我觉得在书中强调蛋白质是很重要的，这样你就会去主动摄入一定量的蛋白质，好让自己整晚都不觉得饿。如果晚餐之后你能拥有很强的饱腹感，那么在随后的 14 小时断食期间，你就不会感到那么痛苦，也更容易坚持。

在表 6-3 至表 6-10 中，你能看到不同的食物含有多少蛋白质。有时候，往沙拉或者麦片中加一把坚果，或是往烤蔬菜上面加一些奶酪碎，就能提升这顿饭的蛋白质含量，大大增强你的饱腹感。

表 6-3　坚果和种子的蛋白质含量

摄入量	食物名称	蛋白质含量（克）
155 克	亚麻籽	8
170 克	奇亚籽	5
100 克	杏仁	5
135 克	腰果	6
110 克	亚麻籽、南瓜子和芝麻	7

表 6-4　奶制品的蛋白质含量

摄入量	食物名称	蛋白质含量（克）
200 毫升	坚果奶	2
200 毫升	豆奶	6
200 毫升	牛奶	7

表 6-5　黄豆的蛋白质含量

摄入量	食物名称	蛋白质含量（克）
166 克	丹贝（一种来自印尼的大豆发酵食物）	31
150 克	嫩豆腐	11

表 6-6　豆子（罐装熟食）的蛋白质含量

摄入量	食物名称	蛋白质含量（克）
400 克	鹰嘴豆	18
400 克	腰豆	18
400 克	甜豆	18
400 克	黑豆	15
400 克	绿扁豆	14

表 6-7　酸奶、奶酪和鸡蛋的蛋白质含量

摄入量	食物名称	蛋白质含量（克）
200 毫升	牛奶开菲尔	10
150 克	希腊酸奶	15
240 毫升	椰奶开菲尔	3
28 克	帕尔梅桑干酪	11
65 克	切达奶酪	16
100 克	哈罗米芝士	22
50 克	羊奶奶酪	9
50 克，约 1 个	鸡蛋	7

表 6-8　鱼类等海鲜的蛋白质含量

摄入量	食物名称	蛋白质含量（克）
200 克	鳕鱼	46
100 克	大虾	24
100 克	烟熏三文鱼	18
200 克	烟熏黑线鳕	50
100 克	沙丁鱼罐头	24

表 6-9　肉类的蛋白质含量

摄入量	食物名称	蛋白质含量（克）
200 克	鸡胸肉	54
200 克	鸭胸肉	49
200 克	牛肉	52
200 克	羊肉	50
60 克，约 1 片（中等大小）	火腿	9

表 6-10　一些植物的蛋白质含量

摄入量	食物名称	蛋白质含量（克）
130 克	青豆	4
30 克	蘑菇	2
180 克	煮熟的藜麦	8

THE 10-HOUR DIET
○ 轻断食知识卡 ○

厨房小妙招

- **鲜柠檬的保存方式：** 可以先把柠檬切成 4 块，并用袋子装起来冷冻保存，用的时候用热水冲一下。有时我也会直接把冻柠檬块放进水里做成柠檬水，以丰富口感。

- **不要小看冷冻食品：** 现在冷冻食品变得越来越吸引人，品种也越来越丰富，而且冷冻的蔬菜和水果中的营养成分，包括纤维素都能保留。我最近爱吃的冷冻食品有冻红薯条、冻石榴籽和冻花菜土豆饼。假如你有一段时间没去逛超市的冷冻蔬菜和水果货柜，可以再去看看。你可能会发现，买冷冻的蔬菜和水果，比如香草和蓝莓等，比买新鲜的蔬菜和水果能少浪费一些。同时，冷冻的蔬菜和水果也更便宜。

- **学会制做百搭酱料：** 几乎所有的菜里都可以放上 1 大勺原味益生菌酸奶或是开菲尔，然后加一点儿辣椒酱来调味。这种混合的酱料也可以用来搭配烤蔬菜或是淋在装有剩肉、低温煮的鱼肉和沙拉的餐盒里。

- **罐头食品让你有备无患：** 在橱柜里备一些罐头食

品，这样可以在需要的时候快速做好一顿饭菜。有了小扁豆、黑豆和黄油豆等各种各样的豆子，你可以在几分钟之内就做好一顿既有营养又有饱腹感的饭菜。你甚至可以把小扁豆或黄油豆放进汤里煮，以增加蛋白质含量，让汤变得更禁饿。鱼罐头也是很好的快手菜材料。

- **常备优质调料和酱料：** 在冰箱里准备一些优质的调料和酱料，它们是让这些快手菜变得好吃的关键。比如奶酪可以加美味的番茄酸辣酱，冷冻鱼肉可以涂上橄榄油辣椒酱再烤。

  我最近喜欢的调料是土耳其辣椒碎，你可以把它撒在任何菜上来增色加味。比如土耳其辣椒碎与柠檬汁和海盐的搭配，能让无滋无味的蒸花菜香气四溢。擅长利用丰富原材料的厨师约塔姆·奥托连（Yotam Ottolenghi）在其新书《味道》（*Flavour*）中，就提到了土耳其辣椒碎，他把它叫作阿勒波辣椒。可能是因为这个原因，这种辣椒碎现在更好买到了。

  不过，你也不用在调料和酱料上费太多工夫。我发现在煮土豆或者根茎类菜的汤里加上大量的黑胡椒粉，也会让食物变得非常好吃。不管你喜不喜欢吃奶酪配黄芥末和泡菜、烟熏鲭鱼配山葵酱

或是沙拉配绿芥末酱，你都可以在家里备一点儿
味道很强烈或刺激的调料，它会给家中的饭菜带
来很强的新鲜感，而且这些调料含有的植物化学
物质对人体健康有好处。

THE 10-HOUR DIET

第 7 章

轻断食 Q&A
你可能会遇到的问题

我相信，
断食和进食之间
存在着微妙的平衡，
只有找到了这个平衡点，
人们才能健康地断食。

———————————

当你看到这里时，我相信你已经对 14/10 轻断食法有了
全面的了解和认识，也希望你能对 14/10 轻断食法有更多的
兴趣，并想要尝试它，以改善自己的身体健康状况。

当然，很多人在实行 14/10 轻断食法前仍会有很多疑
问。在本章中，我将把过去所有尝试者提出的疑问，或是实
际遇到的问题集合起来并进行解答，希望能让你有所参考，
帮助你更好地准备并实现自己的改变计划。

可以维持以前的饮食结构吗

以往的尝试者首先面临的疑惑就是，14/10 轻断食法对
吃什么食物有要求吗？我需要改变自己的饮食吗？我吃的食
物需要对量有限制吗？相信看完下文，你便会得到答案。

> **Q** 我还能吃以前常吃的食物吗?

A 在 10 小时的进食时段内,你可以尽情地吃,想吃什么吃什么。不过,我不建议你吃零食,因为两餐之间有较长的时间间隔更容易减轻体重。

14/10 轻断食法是通过改变进食时间来改善健康状况的方法。它的核心理念是在最合适的时段内进食,让你可以在不改变饮食的情况下减轻体重。此前所有相关研究中的被试也都没有改变他们的饮食,只是改变了进食的时间。所以,吃什么由你自己决定。当然,吃健康的食物会获得更好的效果。因此,我还是建议你尽量吃天然的食物,多吃新鲜的蔬菜、水果。不管你的饮食习惯是普通素食还是肉食、鱼素食,抑或是严格的素食,你都能从 14/10 轻断食法中受益。

> **Q** 若我正在采用其他饮食方案怎么办?

A 14/10 轻断食法的优点在于,你可以把新的进食时间和其他饮食方案结合起来。如果你在实行严格素食、普通素食、原始人饮食、生酮饮食或地中海饮食等饮食方案,你可以把 14/10 轻断食法的原则与这些饮食方案结合起来。

Q　是不是在整个过程中吃什么都可以有效果?

A　如果你平常会吃垃圾食品,那你在实行 14/10 轻断食法时可以继续吃;如果你平常本就不吃垃圾食品,那现在你也不用将此纳入你的食物清单中。在相关的研究中,被试采用 14/10 轻断食法时的饮食和之前是没有变化的。不过,我接诊的许多人为了取得更好的效果,会在采用新进食时间的同时,提升食物的品质(你可以参考第 6 章中的菜谱)。在实行 14/10 轻断食法期间,你需要做的是:尽量规律地饮食,如一日吃两餐或三餐,不要吃零食,包括含糖的饮料,如加糖的茶。吃零食会扰乱体内一系列代谢机制的正常运转,而喝不加奶或糖的茶就不算进食。在德国,红茶一般都是不加奶的,加奶是英国人的习惯。一旦你适应了,不加奶或糖的茶喝起来也会清香醇厚,并能振奋你的精神。你为何不试试呢?

Q　我要不要控制自己每天吃多少?

A　你要按照自己的胃口,吃饱吃好。很多人发现,实行

14/10 轻断食法 1 个星期后，他们就能够更加敏锐地感知到身体传递的饥饿或饱足的信号了。

在实行 14/10 轻断食法期间，你无论是保持平常的饮食习惯，还是对食物品质做出改进，都可以帮你减轻体重，不过如果你食量加倍，就很难见到效果了。

在实验中，研究人员通常都是让被试保持以前的饮食习惯。而大部分被试通过在晚上 6 点或 8 点前停止进食，都实现了最后摄入的总热量减少了 20%。或许是因为限制进食时间减少了人们喝酒、吃甜点的机会。

此外，早点儿进食后，被试的多项身体健康指标也都有所改善，晚上的饥饿感也减轻了。在这整个过程中，被试都没有改变他们的饮食。

断食期间可以摄入这些吗

很多人在实行 14/10 轻断食法时，往往会在断食期间感到不舒服，尤其是在开始阶段，可能会感觉到饥饿，想要吃东西等。

其实在断食期间，我们并非不吃不喝，有一些食物是可以在此阶段摄入的。

Q 断食期间我什么都不能吃吗?

A 10 小时进食时段外的任何进食,除了水、一些花草茶、红茶和咖啡外,都叫打破断食。所以,要是晚上 7 点你喝了一杯加奶的茶,你就已经打破了晚餐后的断食,因为茶里面有含有热量的牛奶。要是晚上 9 点你喝了一点儿红酒,吃了几口别人的爆米花,你就不能算作已经开始断食了。

别忘了,让 14/10 轻断食法发挥功效的许多机制,是在断食后的第 13 ～ 14 小时里启动的。你一定要抵制住诱惑!要是你在这期间吃吃喝喝,就不可能得到很好的效果。

Q 我在断食时可以喝红茶或是黑咖啡吗?

A 理论上是可以的。对有些人来说,这些饮料可以帮他们度过早上醒来到开始进食前的时间。不过对另一些人来说,如果这段时间压力很大,黑咖啡和红茶中的咖啡因会提高他们应激激素皮质醇的水平,从而增加减肥的难度。

看看你自己属不属于这种情况,然后来决定断食期间是喝黑咖啡、红茶,还是喝不含咖啡因的花草茶。黑咖啡和红茶适合一部分人,对另外一部分人来说,花草茶更好。自己去尝试并决定吧!

> **Q** 嚼口香糖会打破断食吗?

A 大部分口香糖都含有糖或人工甜味剂,比如阿斯巴甜、三氯蔗糖和甜蜜素,所以我不推荐在断食期间嚼口香糖。

研究人员对零卡人工甜味剂的作用存在着争议,并担心它会让大脑以为体内摄入了真正的糖,从而引起胰岛素的分泌,导致脂肪堆积。

以小鼠为对象的研究表明,有些甜味剂能够扰乱肠道菌群的正常工作,而肠道菌群对身体代谢的快慢有决定性作用。所以我觉得,在把人工甜味剂加到任何一餐前,我们需要先大大加深对它的了解。

> **Q** 断食期间喝咖啡或茶可以加甜菊糖吗?

A 尽管零卡的甜菊糖来源于天然植物,但与研究人员对人工甜味剂的担忧一样,甜菊糖对身体的影响也存在争议。我们需要关注未来几年相关研究得出的结论。在此之前,断食期间应该避免摄入甜菊糖。

Q 我能在断食期间喝热量较低的坚果奶吗?

A 尽管坚果奶热量很低,但我们在断食期间还是尽量不喝,因为我们不确定它会不会影响断食的效果。在限时进食的相关研究中,被试可以喝的茶和咖啡都是不加奶的。有些研究中,被试在断食期间只可以喝水和服用处方药。

Q 断食 16 小时是不是比 14 小时更好?

A 有些人尝试过断食 16 小时,它是有效的,不过我的经验和相关研究都表明,更长时间的断食并不一定会带来更好的效果。如今研究人员都在重点研究 14 小时断食,原因是它更容易坚持,不会给身体带来很大压力。长远来看,14小时断食还能更好地应用到生活中,帮助人们取得很好的健康效果。

Q 喝每包热量为 1 卡的茶算打破断食吗?

A 有些计算食物热量的手机应用软件显示,每包红茶只有

1 卡的热量。14/10 轻断食法的相关研究也显示，被试可以喝红茶，所以我在断食期间也放心地喝红茶。我的患者喝过绿茶、白茶（绿茶和白茶都比红茶的咖啡因含量少）、姜茶、茴香茶、薄荷茶和菊花茶，都没有影响 14/10 轻断食法的效果。

我对水果茶其实更不放心，因为有些水果茶虽然显示每包只有 1 卡的热量，但另外一些却高达 100 卡。所以结论就是：只喝每包只含有 1 卡甚至更低热量的茶。

进食期间怎么吃更好

在结束 14 小时的断食后，我们将迎来 10 小时的进食窗口。这期间我们该如何安排自己的饮食才能获得最好的效果呢？又该什么时候开始进食？进食几顿呢？过往的尝试者已经给了你答案。

Q 早上什么时间开始吃东西比较好？

A 你可以根据自己的情况，看哪个时间点实行起来更方便，然后再规划并实施。如果你早上从来都不觉得饿，那你可以不吃早餐，上午晚些时候再开始吃东西。对许多人来说，实行 14/10 轻断食法，只需要把早餐时间稍微延后、晚餐时间稍微提前就可以了。

Q　我在 10 小时的进食时段内可以吃几餐？

A 你可以吃两餐，也可以吃三餐。要是想吃的话，也可以安排一个零食时间，但不要不停地吃零食。

有人会在工作日吃三餐，周末起得晚些就吃两餐；也有人每天吃两餐，中间加一顿小点心；还有人每天吃两顿主餐，甚至是三顿主餐。你可以选择最适合你的方式。好消息是，在 10 小时的进食时段内，你可以随心所欲，自主安排，只要在晚上 8 点前停止进食就可以了。你可以通过不同的尝试找到最适合自己的方式。

就像我在前面章节中提到的，我相信事先做准备能够增强信心，帮助你取得更好的效果。在我看来，改变习惯就在于控制和练习。

翻看一下你的饮食日记。你可以先从改变一顿饭开始，比如试着不吃早餐，只喝杯茶，等到中午再吃饭，或者把早餐时间推迟到上午晚些时候。如果你很享受早餐和午餐，或许可以把这两顿当作主餐，下午 5 点多再简单吃点儿，晚上就不吃了。

出门时，如果你需要一些方便携带又有营养的餐食，或是居家办公想快点儿吃到饭时，你可以做一杯奶昔（第 6 章中有菜谱）。你或许会发现，早餐和午餐吃好了，下午就不会太饿，而早点儿结束一天的进食对减肥的效果是最好的。

Q 我在哪个时间段里进食最好？

A 通常"早鸟型"的人会感觉早进食、早结束的效果最好，那些"夜猫子型"的人觉得晚进食、晚结束更好。不过目前没有确凿的证据证明哪种方式效果最好，你可以两种都试一下再决定。

我自己是在早上 8 点到晚上 6 点之间进食就能获得减轻体重的效果。这个方案对我来说是可行的，因为我早上的工作效率最高。如果我在早上 10 点到晚上 8 点进食，效果就没有这么好了。

当然不是每个人都这样，你可以用几个星期的时间来尝试一下，看看在哪个时间段进食对你更有效，更适合你，且能达到预期的效果。你也能很快发现自己在实行限时进食时还出现哪些问题，并找到解决的办法。

Q 我该不该为了缩短进食时间而不吃早餐？

A 这完全看你自己。如果你喜欢吃早餐，早上起来也会感到饿，那就好好吃早餐。如果你本来就要到接近中午的时候才感到饿，那吃两顿可能更适合你。没有规定必须吃或者不吃早餐。

Q 我还能吃点心吗？

A 如果你每天吃两顿饭，两顿中间还想吃点心，那你可以专门安排一个点心时间。如果你 10 小时内吃三顿饭，你可能会发现你不太会感到饿，也不用吃点心。你在吃饭的时候一定要吃饱，并根据饿不饿来决定自己吃不吃点心。

哪些措施能让减肥效果最大化

减肥是很多人选择 14/10 轻断食法的重要原因。尽管坚持 10 小时进食、14 小时断食的时间安排，就已能帮助人们减轻体重，但如果能够在饮食方面进一步具体规划，我们就有可能取得更好的减肥效果。

Q 每天最丰盛的一顿饭应在什么时候吃？

A 对有些人来说，早点儿吃主餐能够减掉更多体重。因为早点儿吃饭符合人类的昼夜节律，即体内受光线控制的生物钟，它使得身体的各项生理机能在白天时都能保持更好的状态。许多与消化和代谢有关的酶在不同时刻也会有不同的工作效率。

现代社会的问题在于，我们时刻都面对着食物的诱惑，甚至是在身体不能很好消化的情况下，我们仍在吃东西。这也导致了体内激素分泌、新陈代谢和心血管功能的紊乱。

Q 我到底能减轻多少体重？

A 受我指导的人可以在不节食的情况下 1 个星期减轻 0.45 千克，而体重指数大于 25 千克 / 米 ^{2} 的人（属于超重或肥胖）可能减得更多。

限时进食的相关研究表明，在完全不调整饮食的情况下，被试在 4 个月内最多减轻了 5% 的体重，3 个月内最少减轻了 3% 的体重。实际操作中，我指导的人都减轻了更多体重，因为他们同时也戒掉了人工甜味剂和糖等不利于健康的加工食品，这些食物会扰乱肠道菌群，引起代谢机制的改变，造成人们对食物的渴求。

> Q 在这 3 个月里，我应该怎么称体重？

A 我建议你在开始实行 14/10 轻断食法时，称一下体重并量一量腰围（关于怎样正确测量腰围可以参见第 1 章）。

称体重要在同一时间点用同样的秤来称，最好是在早上起来不穿衣服的时候称，因为体重会受到水肿情况、是否排便、运动和喝水状况的影响，女性还会受到月经周期的影响。此外，家用体重计哪怕是数字体重计，测出来的结果都是很粗略的，无法规避上述因素的影响。

至于多久称一次体重，我觉得越少越好。我见过很多人称得太频繁，以至于给自己带来很大的压力。14/10 轻断食法是一种非常温和、循序渐进的减肥法，它同时意味着生活方式的彻底改变。每个人因此而减轻的体重都有所不同，3 个月内体重减轻的速度也有快有慢。

相较于称体重，我觉得量腰围更好，但最多 2 个星期量一次，这样能减轻人们的压力，同时能更准确地反映减重的进展。而且腰围减小对健康来说是最有利的，它意味着腹腔内器官周围的脂肪在减少。

如果想观察肌肉的增长情况，比如早餐之前的锻炼是否起到作用，你可以拍照给自己看，看看自己每个月的体型有什么变化。

> **Q** 吃剩饭菜会影响减肥效果吗？

A 你不能吃剩饭菜，因此吃饭的时候你要尽量吃饱。你可以把孩子的剩饭菜倒进垃圾桶、往剩饭菜盘子里挤洗洁精、把剩饭菜拿给狗吃（或是拿去堆肥）、早点儿刷牙等，只要能不吃剩饭菜，你采取任何办法都可以。

我明白人们看到食物被浪费时会感到心疼，但是我们往往是因为习惯了不浪费食物才去吃剩饭菜的，而不是因为真的感觉到饿。

除此以外，还有一种情况是许多人会因为想取悦别人，比如取悦做饭的人或聚会的主人，而选择主动多吃一些食物，甚至会超出了自己原本的食量。

因此在外面吃饭时，你可以试着拿分量较少的食物，或是让别人给你盛小份的食物，你会发现这种分量更适合你，同时也避免了浪费。

意外破戒后该如何应对

改变习惯毕竟不是一件易事，在生活中也难免会突发意外情况，使得原有计划被打破。以往尝试者们在实行 14/10 轻断食法时，也曾因主观或客观因素意外破戒。当你遇到这样的情况时，请不要慌张，我们可以运用一些方法让它重回正轨。

Q 有应酬不得不晚进食，我该怎样回归正轨？

A 这种情况是难免的，你不要太苛求自己。你可以将晚上应酬或聚餐结束后的时间作为真正停止进食的时间，并以此往后顺延 14 小时，达成断食时长后再开始进食。

打个比方，如果你在头一天晚上 10 点才喝完酒，你就可以等 14 小时后，即到第二天的中午再吃东西，并尽量在当晚的 6 点到 8 点之间结束进食。也就是说，你把第二天的进食时间限制在 6 ～ 8 小时内，这样你在第三天就可以恢复正常的 10 小时进食了。

如果你在 3 个月内平均每隔 2 个星期会破例一次，你还是可以达到减肥和改善健康状况的效果的。

Q 哪些方式可以帮助我克服饥饿？

A 首先，你要确保晚餐有丰富的蛋白质。在最初实行 14/10 轻断食法时，你可以把晚餐摄入的蛋白质的量定为 20 克，这可以缓解你在深夜的饥饿感，因为蛋白质需要 4 ～ 5 小时才能消化。但你不需要在 3 个月内每天晚餐都摄入 20 克蛋白质。

不过我从人们的经历中了解到，在实行 14/10 轻断食法的早期，人们体内的激素水平会经过调整达到新的平衡，这时保证摄入足量的蛋白质是很关键的。通常经过 1 个星期左右的 10 小时进食、14 小时断食，你体内的激素水平就能逐渐完成调整，此时你就会更容易感到饱足，饿得也更慢。

我在前面章节给出了一些有用的菜谱，能够帮你补充蛋白质，比如英式焗豆吐司，里面 200 克的焗豆可以提供 9 克蛋白质，65 克的切达奶酪含有 16 克蛋白质，整体共有 25 克蛋白质。再比如沙丁鱼配烤甜椒吐司，里面使用的 100 克沙丁鱼罐头就已经含有 24 克蛋白质。此外，哈罗米芝士烤土豆中的 4 片（100 克）哈罗米芝士也含有 22 克蛋白质。

在第 6 章中，我没有具体写出每一份菜谱的分量，因为由你自己来决定吃多少是最好的。我在第 6 章的表格中也列出了每种食物的蛋白质含量，你可以根据信息找到更有饱腹感的食物，并选择、搭配，制作你的一日三餐。

我之所以在列出食物分量的问题上如此谨慎，是因为我在诊所中发现，称量食物可能成为实行 14/10 轻断食法的阻碍，它会给人们造成压力，引起回避性 / 限制性摄食障碍（avoidant/restrictive food intake disorder，ARFID）的发生，反而损害身体健康。

我们每个人的体型和营养需求都千差万别，只有自己才能决定自己需要摄入多少食物和蛋白质。晚餐的 20 克蛋白质只是一个大概的推荐量，相较于身高 1.5 米且不怎么运动的女士，这个量对身高 1.8 米且经常健身的壮汉来说就可能不太够。

我希望你能真正地享受食物的美好，听从身体发出的吃饱的信号，按照自身情况和需求来选择吃什么和吃多少。不过你要保证开始时的每天都在最后一餐摄入一些蛋白质，这样你在晚上就不会因为饿而到处找吃的。

如果你需要更多帮助，可以重读一下第 4 章，重温你写的 10 个有助于自己实行 14/10 轻断食法的妙招和与食物无关但能安抚情绪的 6 件事让自己更好地适应并建立新的进食习惯，达成健康目标。

特殊人群有哪些注意事项

每个人的身体条件及对外部变化的适应能力都是不同的，因此在采取 14/10 轻断食法时，我着重强调了要根据自己的实际情况制订个性化的计划。

同时，本身存在身体疾病，或工作、生活模式与常人不同的人群，更应注重自己的实际情况，在保证安全的情况下，让自己从 14/10 轻断食法中获取最大的益处。

Q 有饮食紊乱病史的人适合 14/10 轻断食法吗?

A 那些有饮食紊乱病史，比如患有厌食症、贪食症或者回避性 / 限制性摄食障碍的人，在实行 14/10 轻断食法时，会很想延长断食的时间，或增加断食的强度，并让断食超过 14 小时，但这反而会损害他们的身心健康。

我们一定要关注的是，健康断食和极端断食之间只有一线之隔，而后者会损害人们的健康，造成营养不良的情况，让人陷入负面情绪。

Q 对夜班人士有哪些建议？

A 研究表明，夜班人士患代谢综合征，即同时患肥胖、心脏病和 2 型糖尿病等一系列疾病的风险很高。晚上本来是休息的时间，这时工作和进食会扰乱激素分泌，影响体内脂肪的存储机制。研究表明，因为心脏病发作而死亡的消防员数量比灭火牺牲的更多。

所以，如果你从事的是需要上夜班的工作，你可以采取哪些措施来保护自己呢？理论上说，办法就是哪怕你晚上工作，也只在白天进食，到了晚上就断食。

举例来说，你可以在早上 8 点下晚班后去吃早餐，接着睡 7 小时，在下午 3 点左右简单吃点儿东西，等到晚上再好好吃一顿，比如吃一些富含蛋白质的食物来提供足够的能量，并在晚上 6 点左右吃完。这样你的进食时间依旧保持在白天的 10 小时内。

你在休息时也要遵守同样的时间，比如在早上 9 点吃早餐，下午 3 点左右吃午餐，晚餐简单吃点儿，并在晚上 6 点左右结束进食，这样身体的激素水平会更加稳定。睡足 7 小时对于减肥来说也很关键。

我有做救护车驾驶员、保安、医生和护工等工作的朋友，我明白这样的安排在实行时会有困难。你所能做的就是尽你所能，尽量保持进食时间的规律，也尽量不乱吃零食。

Q 14/10 轻断食法一定会让体重降低吗？

A 如果你不想减肥，或者说不想减太多，我建议你实行 14/10 轻断食法的时间不要超过 5 个星期，同时每天在 10 小时的进食时段内比平常多吃一些。虽然目前没有大量研究可以作为参考，但 2018 年一项针对男性糖尿病前期者的研究发现，被试在早上 6 点半到 8 点半之间吃早餐、早上 10 点左右吃午餐和下午 1 点到 3 点之间吃晚餐的安排中，摄入了大量的食物，并持续了 5 个星期。被试体重没有减轻，但血压降了下来，血糖水平也有所改善。

现在还不清楚为什么被试的体重没有减轻，可能是因为被试吃的比平常多得多，抵消了长时间断食的影响。从研究细节来看，被试吃的是相当丰盛的。因此，早点儿进食也被认为可以降低人们的血压、改善血糖水平。

Q 如果本来血压就低，轻断食后血压会变得更低吗？

A 以我的经验来看，如果人们的起始血压不正常，断食会让他们的血压下降。在血压正常的情况下，人们在断食之后，血压会维持在正常水平。这可能是因为如果身体本来就处于平衡状态，它就会维持平衡，只有在出现异常时，身体才会试图恢复到平衡。正是在这种情况下，断食可以辅助人们降血压。

当断食走向了极端

有些人会在未经科学指导而尝试限时进食一段时间后，到诊所来找我咨询。

他们往往是从博客、播客或者社交媒体上接触到了限时进食，看到了大量关于断食的信息，比如长短不一的断食时间，流行的 12 小时、14 小时和 16 小时断食法，还有一种名为"一日一餐"的间歇性断食法，使断食时间达到了 23 小时！

在第 2 章里，你已经读到关于身体在断食 12 小时后会启动各种修复机制的内容，那你就能理解，为什么各种形式的断食引起了人们的关注。

然而有时候，14/10 轻断食法也会出现完全无效的情况，人们的体重没变，消化功能紊乱等问题也没有改善，哪怕他们已经坚持断食好几个星期了。

我发现，尝试者若在断食期间经常出现 3 种行为，就可能会影响到 14/10 轻断食法的效果。

- **糖:** 吃含糖的薄荷糖或口香糖。
- **人工甜味剂:** 早上喝咖啡的时候加人工甜味剂。咖啡和人工甜味剂都有通便的作用，所以如果你想借助限时进食改善慢性腹泻，就要避免摄入咖啡和人工甜味剂。
- **奶:** 往咖啡中加杏仁奶等奶制品。

通常情况下，你只需要把上述的食物放到 10 小时内的进食时段吃，或是改喝红茶和绿茶，就可以让断食发挥很好的效果，并达到成功减肥或促进每日正常排便的目的。

有些人在实行 14/10 轻断食法后体重下降，消化功能紊乱等症状也有所改善，对此他们感到非常开心。在采用 14/10 轻断食法之前，他们其实有的先尝试过 8 小时进食、16 小时断食的方法。但我通常只推荐那些没有吃早餐习惯的人采用这种方法，因为他们要到快中午的时候才会觉得饿，如果早上一起来就吃东西，他们反而会觉得恶心、不舒服。

对于那些采用 8 小时饮食法的人，他们的消化系统紊乱的问题在头几个星期里会有所好转，体重也减轻了不少。不过长期实行 8 小时饮食法对许多人来说都很困难，有些人会出现疲劳乏力的症状，体重也没有进一步减轻，而另一些人的消化系统紊乱的症状可能会再次加重。因此我相信，**断食和进食之间存在着微妙的平衡，只有找到了这个平衡点，人们才能健康地断食**。下面我举一些自己所遇到的案例以及我从中发现的要避开的断食陷阱。

有些人会把早餐时间不断往后推或者忘记吃早餐，等到下午 2 点再开始吃东西，此后再往后推 8 小时，直至晚上 10 点才结束进食。我们知道，研究表明，通常被试在晚上 8 点前（最好是睡前 2 ～ 3 小时）结束进食，14/10 轻断食法才能取得良好的效果。

人们若实行长时间的断食，比如超过 16 小时，几个月下来会感到疲劳乏力。我怀疑这可能是因为进食时间太短，只有 8 小时，导致人们无法摄入全面且丰富的营养，以维持体内 B 族维生素、铁和叶酸等微量元素的正常水平，也有可能是因为生活中有其他的压力导致睡眠质量不好（我们知道这会让断食变得有风险）、体重不再减轻并且心脏负担加重。要找到其中的原因，需要进行长期的随机对照研究。

虽然对有些人来说，16 小时断食能够很好地满足他们的需求并且成为一种长期坚持的习惯，但我的问题是，是不是年轻人比年长一些的人能更好地适应长时间的断食并且从中获益呢？同样，目前还没有相关研究能够解答这个问题。

THE 10-HOUR DIET

第三部分

保持健康的习惯

THE 10-HOUR DIET

第 8 章

长期保持身材
维持体重和健康的策略

要想长期保持效果，
其实你不需要每天都严格断食。
或许你只需要在工作日保持 14 小时断食，
周末让自己放松一下，
就可以维持体重和身体代谢水平。

实行 14/10 轻断食法的 3 个月后，如果你成功地减轻了体重，并希望能够维持现在的体重和代谢水平，保持更正常的血压、血糖和心血管功能。那么，你怎样才能做到呢？

动物实验的结果表明，1 个星期有 5 天限时进食就可以维持体重和代谢水平的稳定。

你可以做到吗？或许你只需要在工作日把进食时间限制在 10 小时内，在晚上 6 ～ 8 点之间吃完晚饭，周末则可以灵活一些。那么，你能把周末的进食时间控制在 12 小时内来维持效果吗？

人体研究表明，人们觉得长期限时进食并不难，而且它很容易变成一种根深蒂固的习惯。此前参与研究的被试在研究结束后仍然能继续限时进食，且持续时间在 4 ～ 12 个月之间。如果制订了新的进食时间计划，你可以轻松地坚持下来吗？如果可以的话，那你就去试试吧。

这里还有一些其他关于长期实行 14/10 轻断食法来保持健康的建议。首先是确保每天摄入足够的蛋白质，防止肌肉流失。

THE 10-HOUR DIET
◦ 轻断食知识卡 ◦

如何计算需要摄入多少蛋白质

- 你可以用英国食品标准局的公式来计算你每天需要摄入多少蛋白质。

- 公式为体重（千克）_____×0.75= _____（克）。

- 关于怎样从食物中摄入足够的蛋白质，你可以从第 6 章中不同食物的蛋白质含量表中找到答案。

◦ THE 10-HOUR DIET ◦

当你从每天吃三顿饭变成吃两顿，你的蛋白质摄入量可能会随之下降，导致肌肉流失。比如，如果你以前拿鸡蛋当早餐，而现在不吃早餐，这样就会影响你的蛋白质摄入量，令肌肉流失，因此你可以在剩下的两顿饭中摄入更多的蛋白质，以保持身体强壮。

含有蛋白质的食物是生成肌肉的原料。人们随着年龄的增长，肌肉会逐渐流失，这是衰老过程的一部分，所以对中年人或者老年人来说，要特别关注肌肉量的变化。

如果你是严格的素食者或是普通素食者，也要确保摄入足够的蛋白质，粗略的建议是每顿主餐摄入 20 克蛋白质。当然，由于每个人的体型不同，所需摄入的蛋白质的量也不同，不过一般是 20 克。

其次，你要记住，运动对保持肌肉量也很重要。你可以通过摄入蛋白质和日常增加一些负重练习来锻炼和保持肌肉，且不一定要大费周章地去健身房练习，你可以每天在开始进食前，先在家做几组俯卧撑、瑜伽下犬式或是举哑铃从而燃烧脂肪、锻炼肌肉。

此外，你也可以把运动与某项日常活动联系起来，比如在刷牙和烧水泡茶的前后进行锻炼，这是养成运动习惯的好办法。具体选择哪种运动方式，你可以先从几个开合跳或原地跑做起，并逐渐找到你喜欢的运动方式。毕竟，喜欢的运动能让你更容易坚持。

结合实际缩短进食时间

曾经有一位患有慢性皮炎的女士来找我们咨询，随后我们协助她将进食时间从 16 小时缩短到 10 小时内，并且坚持 3 个月以上，以改善她的健康问题。

刚开始咨询的时候，我们发现她的饮食日记中全是各种营养健康的食物，你可以从下面的表 8-1 中看出来。所以我们不明白，为什么她的皮炎一直不好，为什么她吃了某些食物后皮肤会痒。

表 8-1　患慢性皮炎女士的日常饮食情况

时间	进食的食物
早上 5 点 45 分	面包和香蕉、1 杯加了燕麦奶的咖啡
上午 9 点	椰子水和 1 杯咖啡
上午 9 点 15 分	1 根坚果棒
上午 10 点	饼干
下午 1 点	沙拉、鸡肉、意大利面、橄榄和燕麦饼干组成的午餐
下午 3 点	姜茶、2 个椰枣
晚上 8 点	烤土豆、牛油果酱、山羊奶奶酪、帕尔马火腿和甜菜根组成的晚餐
晚上 10 点	1 杯开菲尔

你可以看到，她每天的进食时间超过了 16 小时，就和第 1 章索尔克生物研究所的被试一样。

对此，我们一起制订了新的饮食计划。我们先把进食时间缩短到 12 小时内，之后再逐渐缩短到 10 小时内。在调整后，她要等早上 9 点上班后才能开始吃东西，晚上 7 点半左右就结束进食，之后什么都不能吃。这样她就成功地把每天的进食时间从 16 小时缩短到了 10 小时。

在调整期间，她还戒了酒，虽然她以前也只是在社交聚会的时候才喝。同时，我们还让她摄入更多种类的蔬菜和水果。植物性食物含有天然化合物，能促进肠道菌群的生长，帮助缓解身体的炎症。此外，她把零食也停了，并确保吃好一日三餐，两餐之间只喝花草茶。

我分享这个案例是想说明，要是你能将此案例的调整方式与自己的实际情况相结合，稍微调整一下自己的饮食结构，同时坚持断食 14 小时，你就会见到很好的成效。

下面我将展示这位女士新的饮食情况，并以 3 天时间为例。你可以看到，她通过加入小扁豆、豆子以及坚果、种子来增加植物类食物的摄入，她吃的蔬菜、水果和香草、香料的种类也更多了。我在下方的列表中也标明了她每天进食开始和结束的时间，好让你能看得更清楚。

第一天	
早上 6 点（起床）	薄荷茶和水
上午 9 点（去上班）	薄荷茶
开始进食	
上午 9 点半（早餐）	2 个水煮蛋 1 根香蕉 加了燕麦奶的咖啡 椰子水
下午 1 点（午餐）	自己做的鹰嘴豆沙拉 吃剩的烤鸡（用到了罐装鹰嘴豆、黄瓜、西红柿、南瓜子、薄荷、芝麻菜、胡萝卜末、柠檬、橄榄油、盐和黑胡椒粉等） 1 小把坚果，比如核桃 2 块可可含量达 85% 的黑巧克力
晚上 7 点（晚餐）	在家做的简单的快手菜，比如用红扁豆、洋葱、什香粉、姜黄、大蒜、辣椒、红椒、菠菜、生姜、香菜和青柠做的扁豆泥 炖苹果，亚麻籽、肉桂粉、山羊奶酸奶 1 杯自制的开菲尔
晚上 7 点半结束进食	
晚上 8 点半～9 点半	1～2 杯花草茶

第二天	
早上 6 点（起床）	薄荷茶和水
上午 9 点（去上班）	薄荷茶
开始进食	
上午 9 点半（早餐）	2 个水煮蛋 切好的苹果和 1 小勺花生酱 加了燕麦奶的咖啡 椰子水
下午 1 点（午餐）	当地熟食店买的沙拉（由甜菜根、小扁豆、辣椒和绿甘蓝等健康食材混合而成） 1 小把混合坚果 2 块可可含量达 85% 的黑巧克力 花草茶
晚上 7 点（晚餐）	辣味茄子配紫米饭和蔬菜沙拉 1 杯自制的开菲尔
晚上 7 点半结束进食	
晚上 8 点半～9 点半	1～2 杯花草茶

第三天	
早上 6 点（起床）	薄荷茶和水
上午 9 点（去上班）	薄荷茶
开始进食	
上午 9 点半（早餐）	全脂奶麦片粥、椰子片、亚麻籽、奇亚籽、1 小勺花生酱、香蕉（或苹果）、葵花子 加了燕麦奶的咖啡 椰子水
下午 1 点（午餐）	2 片含有种子的面包，配牛油果、西红柿片和沙拉菜叶子 1 把蓝莓 2 块可可含量达 85% 的黑巧克力 花草茶
晚上 7 点（晚餐）	烤鸡、烤蔬菜（比如南瓜、青椒、胡萝卜、红洋葱和花菜） 木莓、山羊奶酸奶、亚麻籽
晚上 7 点半结束进食	
晚上 8 点半～9 点半	1～2 杯薄荷茶

正如我在第 2 章提到的，整夜断食能够帮助人们减轻体内的炎症，因此把进食时间缩短了 5 小时以上，大大缓解了她的皮炎症状。就像我说的，她之前吃的食物就比较健康，所以只需要稍微调整一下，不用完全改变饮食，3 个月后，她的皮炎症状就明显减轻了。

让运动成为加分项

我还遇到过一位前来咨询的女士，她以前从早上醒来起，就以躺在床上喝杯加奶的茶，配上一块饼干，来开启一天的进食，并一直吃到晚上睡觉前。但她患有肠易激综合征，所以有些蔬菜她并不敢吃。

在我的指导下，她开始实行 14/10 轻断食法，同时每天步行 1 万步，1 个星期要参加 2 次健身课。坚持了 4 个月后，她从 101 千克瘦到了 87 千克，体重减轻了 14 千克，肠道问题和抑郁症状也都有所改善。

THE 10-HOUR DIET

第 **9** 章

做出行为上的改变
一起走向健康

食物是生命中最大的乐趣。
食物滋养了我们，
给予我们能量，
让我们和他人建立连接。
我希望我们都可以享受吃的乐趣，
但要在合适的时候吃。

我希望这本书会给你一些启发，让你通过改变进食时间来达到长久改善健康状况、管理体重的目的。14/10 轻断食法是一种温和且人性化的方法。许多人都通过这种方法取得了很好的效果，并实现了减肥、降低血糖、改善心血管健康状况、强化消化系统功能和减轻身体炎症等目标。现在我自己也会在大多数时间通过 14/10 轻断食法来保持健康。

不要苛求在一夜之间转变

需要说明的是，大多数人都不是在一夜之间就从原本一天到晚吃个不停，成功地转变到规律地一天吃两餐或三餐、只在 10 小时内进食、从睡前 2 ～ 3 小时开始断食 14 小时的。几十年来，人们长时间地工作、紧张地通勤、很晚才做饭并吃饭，以及 24 小时随时都能买到食物的客观事实，造成了现在人们在身体本该休息的时候还在进食的问题。在养成新的进食习惯前，许多人都是通过实践来学习并且掌握这种饮食法的。如果你在实行过程中，一开始出现了一些问题，你可以不断地吸取教训并且慢慢找到最适合自己的方式。对于那些成功的经验，就加以保持并让它成为常态。如果可能的话，你可以让家人和朋友也加入进来，他们也能从中获益。

假如你想减肥、改善心血管健康状况和血糖问题，你可能要一开始就严格实行 14/10 轻断食法并坚持约 3 个月，之后就可以在工作日保持 10 小时内进食、在周末保持 12 小时内进食来维持效果。

其实，我不是很喜欢用"饮食方案"这个词来形容 14/10 轻断食法，因为我觉得它暗含有"短期方案"的涵义。在书里我之所以用了这个词，是将其作为"饮食习惯"的简称。

温和的方法也能让你大有收益

作为一名生活在现代的女性，我接触过形形色色的饮食法，它们流行一段时间后又淡出人们的视线。而我在书中所

写的"饮食方案"，更像是可以成为日常生活一部分的饮食
方式。别忘了，在 20 世纪 60 年代和 70 年代，我们中的许
多人还都是按照 14/10 轻断食法这样吃的。因此，我们只需
要做出一些小小的改变，把早餐推后一点儿、晚餐提前，就
能从中获益。

相关的科学研究结果显示，就对身体的影响来说，一天
在 10 小时内进食是最好的限时进食方案，这是我乐于见到
的。就像我在书中提到的，温和的 14/10 轻断食法可以确保
你摄入足够的蛋白质来保证你在维持肌肉量的同时，也能成
功瘦身。

最重要的一点是，食物是生命中最大的乐趣之一。食物
滋养了我们，给予我们能量，也让我们和他人建立连接。和
我所爱的人坐在摆满食物的桌前，享用周末午餐，是我生命
中最快乐的时光之一。

在知道了把更丰盛的餐点安排在白天的好处之后，或许
我们应该回到更看重早餐和午餐，甚至是重新开始喝下午茶
的时代。这也是我写本书的真正目的：**我希望我们都可以享
受吃的乐趣——但是要在合适的时候吃，这样我们都能长期
获得改善健康状况的益处。**

THE 10-HOUR DIET

第 10 章

养成两个新习惯
长期记录与自我管理

14/10 轻断食法
不是一场比赛，
你需要记录自己的实际情况，
看看哪些地方需要调整，
以便达到最好的效果。

———————————————

　　本章我会分享两个我自己设计的记录饮食的模板，希望能帮你养成两个新的习惯：在 10 小时内进食（如果主要目的是减肥，那就把大部分的食物放在早上和中午吃），以及每周增加摄入的蔬菜、水果的种类。

制作你的"饮食记录表"

　　借助"饮食记录表"，你可以观察自己在 1 个星期内的睡眠、运动和补水情况，也可以了解自己开始和停止进食的时间，得出每天的进食时长。这不是一场比赛，记录只是为了你能看到自己的实行情况，看看哪些地方需要调整，以便达到最好的效果。

　　在学会控制进食时间后，你可以使用"食物多样性记录表"来记录你吃了多少种食物。我在诊所的经验表明，增加食物种类能帮你进一步增进健康，若有条件，这其实很容易做到。吃各种各样的蔬菜、水果也是种乐趣，俗话说，生活丰富多彩才有趣。

饮食记录表
日期
睡眠质量和时长
早餐前的运动情况

14 小时断食期间的补水情况

开始进食的时间

停止进食的时间

总进食时长

制作你的"食物多样性记录表"

用"食物多样性记录表来"记录你在 1 个星期内吃的各种蔬菜、香草、水果、坚果、种子、香料和豆类的名称。你可以先尽量吃够 30 种，此前也有人吃了近 60 种。你可以用下面的模板作为参照，便于你自己记录每天食用的食物。

现在我们已经知道，每星期食用 30 种不同的食物对肠道菌群很重要，而健康的肠道菌群有助于维持体重、让免疫系统和消化系统维持正常功能，以及保持情绪稳定。

当你在记录时，每种食物无论在 1 个星期内吃了几次，也只能算 1 种。比如青苹果只算 1 种。如果你又吃了红苹果，那这算另外 1 种，因为这是不同种类的苹果，所含的天然色素与青苹果不同。葱类也一样，要是你今天吃了小葱，明天吃了红洋葱，后天吃了白洋葱，就可以写 3 种。祝你好运！

好了，我就写到这儿吧，下面就看你们自己的了。我对于未来感到非常兴奋，想到只要遵循自然规律早点儿吃饭，我们都能变得更健康，我就觉得格外激动。

食物多样性记录表

开始日期　　　　　　　　　　　结束日期

1	2	3	4	5
6	7	8	9	10
11	12	13	14	15
16	17	18	19	20
21	22	23	24	25
26	27	28	29	30

食物多样性记录表

开始日期   结束日期

31	32	33	34	35
36	37	38	39	40
41	42	43	44	45
46	47	48	49	50
51	52	53	54	55
56	57	58	59	60

THE
10-HOUR
DIET
参考文献

序　言　用正确的饮食方式重获健康

Almost a third of those surveyed (1.6 million) had gained weight since March 2020.

Ammar et al. 'Effects of COVID-19 home confinement on eating behaviour and physical activity : results of the ECLB-COVID19 international online survey'. *Nutrients* (2020) .

第 1 章　适当的时间窗口
为什么 10 小时是最佳选择

Hatori et al., 'Time-restricted feeding without reducing caloric intake prevents metabolic diseases in mice fed a high-fat diet', *Cell Metabolism*, Vol. 15 (2012) : 848–860.

Chaix, A., Zarrinpar, A., Miu, P., Panda, S., 'Time-restricted feeding is a preventative and therapeutic intervention against diverse

nutritional challenges', *Cell Metabolism* (2014). doi : 10.1016/
j.cmet.2014.11.001.

Zarrinpar, A., Chaix, A., Yooseph, S., Panda, S., 'Diet and feeding
pattern affect the diurnal dynamics of the gut microbiome', *Cell
Metabolism* (2014). doi : 10.1016/j.cmet.2014.11.008.

Gill, S., and Panda, S., 'A smartphone app reveals erratic diurnal
eating patterns in humans that can be modulated for health benefits',
Cell Metabolism (2015). doi : 10.1016/j.cmet.2015.09.005.

NHS obesity figures.

Overweight and obese figures in the US.

Sutton, E., et al., 'Early time-restricted feeding improves insulin
sensitivity, blood pressure, and oxidative stress even without weight
loss in men with prediabetes', *Cell Metabolism* (2018). doi :
10.1016/j.cmet.2018.04.010.

Wilkinson et al., 'Ten-hour time-restricted eating reduces
weight, blood pressure, and atherogenic lipids in patients with
metabolic syndrome', *Cell Metabolism* (2020). doi : 10.1016/
j.cmet.2019.11.004.

Chow et al., 'Time-restricted eating effects on body composition and
metabolic measures in humans with overweight : a feasibility study',
Obesity (2020).

Ha and Song. 'Associations of meal timing and frequency with
obesity and metabolic syndrome among Korean adults', *Nutrients*
(2019). doi : 10.3390/nu11102437.

Cienfuegos et al., 'Effects of 4-and 6-h time-restricted feeding on weight and cardiometabolic health : a randomized controlled trial in adults with obesity', *Cell Metabolism* (2020). doi : 10.1016/j.cmet.2020.06.018.

Hyde, J., First edition, *The Gut Makeover*, Quercus Books (London : 2015).

Martens et al., 'Short-term time-restricted feeding is safe and feasible in non-obese healthy midlife and older adults', *Geroscience* (2020). doi : 10.1007/s11357-020-00156-6.

Parr et al., 'A time to eat and a time to exercise', *Exercise and Sport Sciences Reviews* (2020).doi : 10.1249/JES.0000000000000207.

Aoyama and Shibata, 'Time-of-day dependent physiological responses to meal and exercise. Review.', *Frontiers in Nutrition* (2020).doi : 10.3389/fnut.2020.00018.

Smith, R., et al., 'Metabolic flexibility as an adaptation to energy resources and requirements in health and disease', *Endocrine Reviews* (2018). doi : 10.1210/er.2017-00211: 10.1210/er.2017-00211.

Anton, S., et al., 'Flipping the metabolic switch : understanding and applying health benefits of fasting', *Obesity* (2018). doi : 10.1002/oby.22065.

Zarrinpar, A., Chaix, A., Panda, S., 'Daily eating patterns and their impact on health and disease', *Trends Endocrinol Metab* (2015). doi : 10.1016/j.tem.2015.11.007.

Saklayan, M., 'The global epidemic of metabolic syndrome', *Hypertension and Obesity* (2018) . doi : 10.1007/s11906-018-0812-z.

第 2 章　生物钟的秘密
进食时间将如何影响你的身体

Anton, S., et al., 'Flipping the metabolic switch : understanding and applying health benefits of fasting', *Obesity* (2018) . doi : 10.1002/oby.22065.

Paoli et al., 'Review : The influence of meal frequency and timing on health in humans : the role of fasting', *Nutrients* (2019) . doi : 10.3390/nu11040719.

McHill et al., 'Later circadian timing of food intake is associated with increased body fat', *American Journal of Clinical Nutrition* (2017) . doi : 10.3945/ajcn.117.161588.

Chaix, A., Zarrinpar, A., Miu, P., Panda, S., 'Time-restricted feeding is a preventative and therapeutic intervention against diverse nutritional challenges', *Cell Metabolism* (2014) . doi : 10.1016/j.cmet.2014.11.001.

Zouhal et al., 'Exercise training and fasting. Current insights', *Journal of Sports Medicine* (2020) .doi : 10.2147/OAJSM.S224919.

Edinburgh et al., 'Skipping breakfast before exercise creates a more negative 24-hour energy balance. A randomised controlled trial in healthy physically active young men', *Journal of Nutrition* (2019) . doi : 10.1093/jn/nxz018.

Chung, K., and Chung, H., 'Review : The effects of calorie restriction on autophagy. Role of aging intervention', *Nutrients* (2019) .doi : 10.3390/nu11122923.

Sutton, E., et al., 'Early time-restricted feeding improves insulin sensitivity, blood pressure, and oxidative stress even without weight loss in men with prediabetes', *Cell Metabolism* (2018) . doi : 10.1016/j.cmet.2018.04.010.

Tinsley and Horne. 'Intermittent fasting and cardiovasculardisease : current evidence and unresolved questions', *Future Cardiology* (2018) .doi : 10.2217/fca-2017-0038.

Mattson, M., et al., 'Intermittent metabolic switching, neuroplasticity and brain health', *Nat. Rev. Neurosci.* (2018) . doi : 10.1038/nrn.2017.156.

Baik, S., et al. 'Intermittent fasting increases adult hippocampal neurogenesis', *Brain and Behaviour* (2019) . doi : 10.1002/brb3.1444.

Kahleova et al., 'Eating two larger meals a day (breakfast and lunch) is more effective than six smaller meals in a reduced-energy regimen for patients with type 2 diabetes : a randomised crossover study', *Diabetologia* (2014) . doi : 10.1007/s00125-014-3253-5.

Guo, Y., et al., 'Intermittent fasting improves cardiometabolic risk factors and alters gut microbiota in metabolic syndrome patients',

The Journal of Clinical Endocrinology & Metabolism (2020) . doi : 10.1210/clinem/dgaa644.

Regmi and Heilbronn, 'Time-restricted eating : benefits, mechanisms, and challenges in translation', *iScience* (2020) .

第 3 章 从历史到科学的启示
进食习惯的变化

McHill et al., 'Later circadian timing of food intake is associated with increased body fat', *American Journal of Clinical Nutrition* (2017) .

Neuhouser et al., 'Associations of number of daily eating occasions with type 2 diabetes risk in the Women's Health Initiative Dietary Modification Trial', *Current Developments in Nutrition* (2020) . doi : 10.1093/cdn/nzaa126.

第 4 章 正视自己
评估你的饮食习惯

Ikonte, C., et al., 'Micronutrient inadequacy in short sleep : NHANES 2005-2016', *Nutrients* (2019) . doi : 10.3390/nu11102335.

第 5 章 找到节奏
调整进食时间

William, M. and Rollnick, S., 'Motivational interviewing' (2020). Guildford Press.

Okauchi et al., 'Timing of food intake is more potent than habitual voluntary exercise to prevent diet-induced obesity in mice', *Chronobiology International* (2018). doi : 10.1080/07420528.2018.1516672.

Parr et al., 'A time to eat and a time to exercise. *Exercise and Sport Sciences Reviews* (2020). doi : 10.1249/JES.0000000000000207.

Wirth et al., 'The role of protein intake and its timing on body composition and muscle function in healthy adults : a systematic review and meta-analysis of randomised controlled trials', *The Journal of Nutrition* (2020).

To join the Zoe project, co-founded by Professor Tim Spector, see website.

Guo, Y., et al., 'Intermittent fasting improves cardiometabolic risk factors and alters gut microbiota in metabolic syndrome patients', *The Journal of Clinical Endocrinology & Metabolism* (2020). doi : 10.1210/clinem/dgaa644.

Minich, D., 'A review of the science of colourful, plant-based food and practical strategies for "eating the rainbow"', *Journal of Nutrition and Metabolism* (2019).

Pietrocola et al., 'Coffee induces autophagy in vivo', *Cell Cycle* (2014). doi : 10.4161/cc.28929.

Ruiz-Ojeda, F., 'Effects of sweeteners on the gut microbiota : a review of experimental studies and clinical trials', *Advances in Nutrition* (2019). doi : 10.1093/advances/nmy037.

Higgins 'A randomized controlled trial contrasting the effects of 4 low-calorie sweeteners and sucrose on body weight in adults with overweight or obesity', *Am. J. Clin.Nutr* (2019). doi : 10.1093/ajcn/nqy381.

Borges 'Artificially sweetened beverages and the response to the global obesity crisis', *PLOs Med* (2017). doi : 10.1371/journal.pmed.1002195.

Wang 'Non-nutritive sweeteners possess a bacteriostatic effect and alter gut microbiota in mice', *PLOs Med* (2018).

Suez, J., et al., 'Artificial sweeteners induce glucose intolerance by altering the gut microbiota', *Nature* (2014). doi : 10.1038/nautre13793.

第 6 章　健康快手菜
丰富你的饮食选择

Food Standards Agency, 11th edition, *Manual of Nutrition,* The Stationery Office, (Norwich : 2008).

For more recipes using Aleppo pepper see : Ottolenghi, Y. and Belfrage, I. *Flavour*, Ebury Press (London : 2020) .

You can check the protein content of many foods at https : // nutritiondata.self.com.

第 7 章　轻断食 Q&A
你可能会遇到的问题

Waldman, H., et al., 'Time-restricted feeding for the prevention of cardiometabolic diseases in high-stress occupations : a mechanistic review', *Nutrition Reviews* (2019) . doi : 10.1093/nutrit/nuz090 .

Sutton, E., et al., 'Early time-restricted feeding improves insulin sensitivity, blood pressure, and oxidative stress even without weight loss in men with prediabetes', *Cell Metabolism* (2018) . doi : 10.1016/j.cmet.2018.04.010.

Lowe et al., 'Effects of time-restricted eating on weight loss and other metabolic parameters in women and men with overweight and obesity. The TREAT RCT', *JAMA Internal Medicine* (2020) . doi : 10.1001/jamainternmed.2020.4153.

第 8 章　长期保持身材
维持体重和健康的策略

Olsen, M. K., et al., 'Time-restricted feeding on weekdays restricts weight gain : A study using rat models of high-fat diet-induced obesity', *Physiology & Behavior* (2017) .

第 9 章　做出行为上的改变
一起走向健康

Lee, S. A., et al., 'Determinants of adherence in timerestricted feeding in older adults : lessons from a pilot study', *Nutrients* (2020) . doi : 10.3390/nu12030874.

Chaix, A., et al., 'Time-restricted feeding is a preventative and therapeutic intervention against diverse nutritional challenges', *Cell Metabolism* (2014) . doi : 10.1016/j.cmet.2014.11.001.

第 10 章　养成两个新习惯
长期记录与自我管理

Rollnick, S., et al., *Motivational Interviewing in Health Care : Helping Patients Change Behavior,* Guilford Press (New York : 2008) .

非常感谢我的经纪人克莱尔·佩特森（Claire Paterson），感谢你的眼光以及对我的鼓励。感谢萨拉·乔丹（Sarah Jordan）博士，感谢你让我和克莱尔相识。感谢简·海恩斯（Jane Haynes），感谢你为我和莎拉牵线搭桥。

感谢富有激情的出版人霍利·哈里斯（Holly Harris）和凯雅·尚（Kaiya Shang），感谢索菲娅·阿赫塔尔（Sophia Akhtar）、西蒙 & 舒斯特公司（Simon & Schuster）的吉纳维芙·巴勒特（Genevieve Barratt）和杰茜卡·巴勒特（Jessica Barratt）夫妇，感谢你们的支持。一本书的出版是团队合作的结果，作为团队的一员，我感到很幸运。

本书是我在这一领域为几百人提供咨询的经验的集合。我要对所有人表示感谢。每一次咨询、每一个工作坊和每一次静养活动都让我获益良多。我把工作中的经验和全球的研究发现结合起来，来发挥它们的现实作用。要特别感谢研究的开创者，来自索尔克生物研究所的萨钦·潘达（Satchin Panda）博士和他的团队，他们创造了过去一个世纪中营养学领域最激动人心、最有意义的研究成果。我希望这本书可以帮人们跨越从实验室到餐桌的鸿沟。

谢谢我的同事们：精神科医生朱迪思·莫林（Judith Mohring）博士和詹姆斯·库斯托（James Kustow）博士，心理医生马克斯·科恩（Max Cohen）以及哈利街全科诊所的所有医生同事，感谢你们对营养与生活方式医学的热忱以及对我的帮助和支持。

感谢英国伦敦大学学院附属医院的戴夫·查图尔（Dave Chatoor）博士，感谢你的指导、鼓励和帮助。

感谢米格尔·托里比奥－马特亚斯（Miguel Toribio-Mateas），感谢你陪我聊天，感谢你缓解了我写作中的孤独感。

最后感谢我的孩子们，马克斯和汉娜（现在都比我高，也比我聪明了），以及马库斯，感谢你们对我的爱和信任。

未来，属于终身学习者

我们正在亲历前所未有的变革——互联网改变了信息传递的方式，指数级技术快速发展并颠覆商业世界，人工智能正在侵占越来越多的人类领地。

面对这些变化，我们需要问自己：未来需要什么样的人才？

答案是，成为终身学习者。终身学习意味着永不停歇地追求全面的知识结构、强大的逻辑思考能力和敏锐的感知力。这是一种能够在不断变化中随时重建、更新认知体系的能力。阅读，无疑是帮助我们提高这种能力的最佳途径。

在充满不确定性的时代，答案并不总是简单地出现在书本之中。"读万卷书"不仅要亲自阅读、广泛阅读，也需要我们深入探索好书的内部世界，让知识不再局限于书本之中。

湛庐阅读 App: 与最聪明的人共同进化

我们现在推出全新的湛庐阅读 App，它将成为您在书本之外，践行终身学习的场所。

- 不用考虑"读什么"。这里汇集了湛庐所有纸质书、电子书、有声书和各种阅读服务。
- 可以学习"怎么读"。我们提供包括课程、精读班和讲书在内的全方位阅读解决方案。
- 谁来领读？您能最先了解到作者、译者、专家等大咖的前沿洞见，他们是高质量思想的源泉。
- 与谁共读？您将加入优秀的读者和终身学习者的行列，他们对阅读和学习具有持久的热情和源源不断的动力。

在湛庐阅读 App 首页，编辑为您精选了经典书目和优质音视频内容，每天早、中、晚更新，满足您不间断的阅读需求。

【特别专题】【主题书单】【人物特写】等原创专栏，提供专业、深度的解读和选书参考，回应社会议题，是您了解湛庐近千位重要作者思想的独家渠道。

在每本图书的详情页，您将通过深度导读栏目【专家视点】【深度访谈】和【书评】读懂、读透一本好书。

通过这个不设限的学习平台，您在任何时间、任何地点都能获得有价值的思想，并通过阅读实现终身学习。我们邀您共建一个与最聪明的人共同进化的社区，使其成为先进思想交汇的聚集地，这正是我们的使命和价值所在。

CHEERS

湛庐阅读 App
使用指南

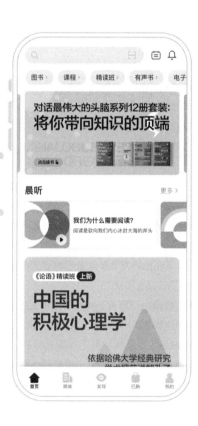

读什么
- 纸质书
- 电子书
- 有声书

怎么读
- 课程
- 精读班
- 讲书
- 测一测
- 参考文献
- 图片资料

与谁共读
- 主题书单
- 特别专题
- 人物特写
- 日更专栏
- 编辑推荐

谁来领读
- 专家视点
- 深度访谈
- 书评
- 精彩视频

HERE COMES EVERYBODY

下载湛庐阅读 App
一站获取阅读服务

THE 10-HOUR DIET by Jeannette Hyde
Text Copyright © 2021 BY JEANNETTE HYDE
Published by arrangement with Simon & Schuster UK Ltd., 1st Floor, 222 Gray' s Inn
Road, London, WC1X 8HB, A CBS Company.
All rights reserved. No part of this book may be reproduced or transmitted in any
form or by any means, electronic or mechanical, including photocopying, recording or
by any information storage and retrieval system without permission in writing from the
Publisher.

浙江省版权局图字：11-2024-454

本书中文简体字版经授权在中华人民共和国境内独家出版发行。未经出版者书
面许可，不得以任何方式抄袭、复制或节录本书中的任何部分。

图书在版编目（CIP）数据

14/10 轻断食法 /（英）珍妮特·海德著；李超群译 .
杭州：浙江科学技术出版社，2025.4. — ISBN 978-7
-5739-1687-7
Ⅰ . R161
中国国家版本馆 CIP 数据核字第 2025DR9841 号

书　　名　14/10轻断食法
著　　者　[英]珍妮特·海德
译　　者　李超群

出版发行　浙江科学技术出版社
　　　　　地址：杭州市环城北路 177 号　　邮政编码：310006
　　　　　办公室电话：0571－85176593
　　　　　销售部电话：0571－85062597
　　　　　E-mail:zkpress@zkpress.com
印　　刷　河北鹏润印刷有限公司

开　　本　880 mm×1230 mm　　1/32　　印　张　7.375
字　　数　135 千字　　　　　　　　　　 插　页　1
版　　次　2025 年 4 月第 1 版　　　　　 印　次　2025 年 4 月第 1 次印刷
书　　号　ISBN 978-7-5739-1687-7　　 定　价　79.90 元

责任编辑　唐　玲　刘　雪　　　　　责任美编　金　晖
责任校对　张　宁　　　　　　　　　责任印务　吕　琰